Moderne Biowissenschaften Band 2

N. M. AMOSOV · V. A. LIŠČUK · S. A. PACKINA
B. L. PALEC · I. L. LISSOV

Akademie der Wissenschaften der Ukrainischen SSR, Institut für Kybernetik

# DIE SELBSTREGULIERUNG DES HERZENS

Herausgegeben von

Prof. Dr. med. habil. Ernst Schubert

Direktor des Instituts für Physiologie

der Humboldt-Universität Berlin

AKADEMIE-VERLAG · BERLIN

1971

Originaltitel:
Н. М. Амосов, В. А. Лищук, С. А. Пацкина, Б. Л. Палец, И. Л. Лиссов
САМОРЕГУЛЯЦИЯ СЕРДЦА
Наукова Думка, Киев 1969
Aus dem Russischen übersetzt von
Georgi Tontschev, wiss. Assistent am Physiologischen Institut
der Humboldt-Universität Berlin

Erschienen im Akademie-Verlag, 108 Berlin, Leipziger Straße 3–4

Lizenznummer: 202 · 100/556/71
Umschlag und Einband: Rolf Kunze
Gesamtherstellung: VEB Druckhaus „Maxim Gorki“, 74 Altenburg
Bestellnummer: 2148/2 · ES 20 M 8
EDV Nr. 761474 7
Printed in German Democratic Republic

# VORWORT DES HERAUSGEBERS

Die Selbstregulation des Herzens ist ein physiologisches Problem, welches seit etwa 100 Jahren, solange eine experimentelle Physiologie besteht, zahlreiche Forscher beschäftigt hat. Die Ähnlichkeit zwischen Herz- und Skelettmuskel hat dieser Frage eine starke allgemein-physiologische Bedeutung eingeräumt. Die Besonderheit der Automatie, das heißt der spontanen Erregungsbildung im Herzmuskel selbst, also der vollen Arbeitsfähigkeit des isolierten Organes, hat das Herz jedoch zu einem bevorzugten Objekt für Untersuchungen einer Selbstregulation gemacht. Im Vordergrund aller Forschungen am Herzen stehen und standen außerdem stets die bis weit in die medizinische Praxis hineinreichenden, für das Leben des Menschen wichtigen Fragen der Erhaltung und Anpassung der Arbeit des Herzens und damit der ungestörten Funktion des Kreislaufsystems unter allen Lebensbedingungen.

Trotz dieser großen Bedeutung sind noch immer eine Reihe wichtiger Fragen der Selbstregulation des Herzens offen. Das hat nicht zuletzt seine Ursache darin, daß der Begriff „Selbstregulation des Herzens" eine umfangreiche Anzahl von Einzelproblemen umfaßt. Jede auch nur einigermaßen aussichtsreiche Erforschung dieses Themas muß daher zahlreiche Mechanismen berücksichtigen. Das beginnt bei einfachen und grundsätzlichen muskelphysiologischen Zusammenhängen und reicht bis zur Einordnung in die vom Zentralnervensystem vorgenommene nervöse Steuerung der Herztätigkeit, deren Anschlußwerte am isolierten Herzen erhoben werden müssen. Alle einzelnen Züge dieses umfangreichen Forschungsgebietes lassen sich gemeinsam — und das ist für eine geschlossene und alle Einzelheiten gebührend verarbeitende Darstellung notwendig — nur mit erheblichem methodischen Aufwand beherrschen. Selbst bei Anwendung moderner Experimentiertechnik und eines großen Mitarbeiterstabes ist der Einsatz neuer komplexer Auswertungsverfahren und die Benutzung datenverarbeitender Methoden ganz offensichtlich unumgänglich. Nur so lassen sich ausreichende Antworten auf alle in diesem Problemkomplex gestellten Fragen finden.

Das bedeutet, daß sehr viele bisher erarbeitete Teilaussagen neu überprüft und im Gesamtzusammenhang dargestellt werden müssen. Dazu ist es notwendig, zahlreiche Untersuchungen zu wiederholen, dabei die methodischen Absicherungen auch auf Grenzgebiete wie die Biochemie auszudehnen und darüber hinaus bereits zu Anfang der Versuche eine klare Konzeption über die Verarbeitung der erhaltenen Versuchsdaten, das Gewicht der einzelnen Meßwerte, die Verknüpfung verschiedener Teilergebnisse und die notwendige Einschränkung für die Ermittlung allgemeiner Aussagen vorzubereiten. Das ist um so leichter, als Arbeitshypothesen aus den zahlreichen Ergebnissen vorliegender Einzeluntersuchungen zusammengestellt werden können. Auch sind deren Fehler oder Mängel meist bekannt, so daß sie sich vermeiden lassen. Die große Menge der zu verarbeitenden Daten und der Umfang der notwendigen Aussagen machen die Formulierung einer mathematischen Modelltheorie notwendig. Damit zeigt sich an einem konkreten Beispiel die Notwendigkeit und Möglichkeit, ein größeres biologisches Gebiet einer mathematischen Modellierung zuzuführen und den Versuch einer geschlossenen Darstellung zu machen, welche es gestattet, als vollständiges und vollwertiges Modell ein komplexes System zu beschreiben und seine Funktionen für jede mögliche Arbeitsbedingung vorauszusagen oder zu erforschen.

In der vorliegenden Arbeit wird ein solcher Versuch aus der Nachuntersuchung der Gesetzmäßigkeiten der Eigenregulation des Herzens am Herz-Lungen-Präparat mit einer umfangreichen Absicherung aller Versuchsbedingungen und Ausarbeitung mathematischer Methoden zur allgemeinen Darstellung der Ergebnisse begonnen. Die Modellierung führt bis zur Überführung mathematischer Termini in physiologische Größen. Wenn auch aus den dargestellten Versuchen noch keine vollständige Theorie für die Tätigkeit des Herzens im Organismus abgeleitet werden kann — hierzu sind, wie in der Arbeit betont wird, weitere umfangreiche Untersuchungen am Gesamtorganismus notwendig — ergeben sich bereits wertvolle und gesicherte Grundlagen für den Aufbau einer solchen Theorie.

Von diesen Gesichtspunkten aus betrachtet stellt die vorliegende Arbeit einen Beitrag zur kybernetischen Analyse physiologischer Prozesse dar. Als solche muß ihr in mehrfacher Hinsicht große Bedeutung beigemessen werden. Einmal liefert sie zahlreiche für die Gesamtdarstellung des Problemgebietes der Eigenregulation des Herzens wichtige Einzeldaten. Die Bedeutung dieser Einzeldaten wird durch die strenge Beurteilung der Funktionsfähigkeit des Präparates und die eindeutige Festlegung der Wiederholbarkeit der Messungen als verpflichtendes Kennzeichen für eine normale Funktionsfähigkeit des Herz-Lungen-Präparates weit über die beliebiger Einzelmessungen hinausgehoben. Die Beachtung der aufgestellten strengen für die Aussage aller Versuche außerordentlich wichtigen Vorbedingungen gibt den Untersuchungen hohen wissenschaftlichen Wert und erlaubt es den Autoren, in der Auseinandersetzung mit zahlreichen Voruntersuchern dieser Fragestellung oder einzelner Teile dieses Problems Fehler oder Fehldeutungen einwandfrei auf ihre Ursachen zurückführen zu können. Die Wiederholbarkeit der Versuche gewinnt durch die umfangreiche Darstellung der Kontrolle der Arbeitsfähigkeit des Präparates durch Überwachung zahlreicher biochemischer und physikalisch-chemischer Parameter sowie die Stabilisierung des hormonalen und anderer wichtiger Grundniveaus entscheidendes Gewicht zu ihrer Beurteilung. Das gilt, selbst wenn nicht allen Argumentationen ihrer Diskussion gefolgt oder zugestimmt werden kann.

Abweichungen von den Normalbedingungen werden durch diese Grundlagen voraussagbar. In einigen Beispielen werden solche Abweichungen als Insuffizienz einzelner Ventrikel oder des gesamten Herzens dargestellt und bilden eine lehrreiche Fortführung der physiologischen Experimente in den Bereich pathophysiologischer Forschung. Neben den wichtigen sachlichen Ergebnissen der Untersuchung wird damit einmal mehr die Einheit von physiologischer und pathophysiologischer Forschung unterstrichen.

Es ist kein Zufall, daß eine gründliche und strenge Diskussion der Ergebnisse der mit Überbelastungen durchgeführten Untersuchungen zur Stellungnahme zu wichtigen klinischen Problemen führen muß. Die Beurteilung des Grades einer Insuffizienz oder ihrer Entstehung oder eine theoretisch begründete Darlegung der notwendigen Maßnahmen für die Steuerung einer künstlichen Perfusion sind Beispiele für die unmittelbare klinische Nutzanwendung der theoretischen Untersuchungen.

Daneben kommt der Arbeit in ihrer gründlichen und umfangreichen Auseinandersetzung über die Vorbereitungen zum Experiment, über alle Einzelschritte bei der Herstellung des Präparates und über alle Maßnahmen zur Überwachung der Erhaltung eines arbeitsfähigen Präparates während der teilweise recht eingreifenden chirurgischen Maßnahmen eine große didaktische Bedeutung zu. Am Beispiel der Untersuchungen am arbeitsfähigen und im Bereiche normaler Arbeitsverhältnisse schlagenden Herz-Lungen-Präparat wird die Anlage eines biologischen oder physiologischen Experiments am isolierten überlebenden Organ dargestellt, welches aus seinen eigenen Meßgrößen Beweise für Anwendbarkeit und Übertragbarkeit seiner Ergebnisse auf die natürlichen Verhältnisse liefert. So wird die Darstellung für alle Forscher auf experimentell-medizinischem Gebiet zu einer ausgezeichneten Anleitung des Arbeitens und der Durcharbeitung und Darstellung ihrer Ergebnisse. Nur eine derart gründliche Absicherung aller methodischen Schritte, Durchführung aller Verrechnungen und Diskussion aller Ergebnisse erlaubt heute noch, im Experiment am überlebenden Organ für Physiologie, Pathophysiologie und klinische Medizin verbindliche Daten zu gewinnen. Eine solche Arbeit ist, wie die Darstellung zeigt, nicht mehr als Werk einzelner Forscher möglich. Sie macht die Zusammenarbeit von Physiologen, Chirurgen, Ingenieuren, Mathematikern und weiteren naturwissenschaftlich-technisch gebildeten Forschern notwendig.

Eine Diskussion der Ergebnisse zeigt schließlich, daß Untersuchungen an einem so konkreten Beispiel wie dem Herzmuskel im Herz-Lungen-Präparat auch zahlreiche grundlegend wichtige theoretische Fragen der Physiologie des quergestreiften Muskels berühren können. Die Frage nach der Dynamik der Arbeitsleistung des Muskels in Abhängigkeit von der Vordehnung, hier durch den Druck in den verschiedenen Herzhöhlen zum Ausdruck gebracht, rührt eng an modernste Probleme der Muskelphysiologie, wie sie in Übersichtsartikeln von G. A. Langer oder A. J. Brady (Physiological Reviews Bd. 48, 570 und 708 (1968)) erst kürzlich dargestellt worden sind. In dieser Richtung ließe eine weitere Auswertung der Versuche neue grundlegende Gesichtspunkte zur Muskelphysiologie erwarten. Darüber hinaus erhellen sie Zusammenhänge zwischen den verschiedenen Teilen des Herzens, deren funktionelle Grundlagen weitgehend noch unerforscht sind und weiteren Untersuchungen sowie einer weiteren Diskussion Raum geben.

Die mathematische Verarbeitung des Materials ist in der vorgelegten Arbeit nur knapp und konzentriert sich auf einfache formale Darstellungen mit physiologischer Grundlage. Aus der Feder der Autoren sind inzwischen weitere Arbeiten bekannt geworden, die sich auch mit tiefer gehenden mathematischen Analysen des Modells des Herz-Kreislaufsystems über die beschränkte Gültigkeit der Experimente am Herz-Lungen-Präparat hinaus beschäftigen (z. B. N. M. Amosov, V. A. Lisčuk und B. L. Palec „Self-regulation of the heart" in Mathematical Biosciences 5, 205 (1969)).
Die vorliegende vollständige Darstellung und der Versuch einer mathematischen Modellierung der Eigenregulation des Herzens im Herz-Lungen-Präparat stellt sich somit als eine unter den günstigsten Versuchsbedingungen vorgenommene experimentelle Studie zu einem der wichtigsten Probleme der modernen Physiologie dar. Die Einbeziehung umfangreicher analytischer Untersuchungen über alle verwendeten Methoden, die Absicherung gegen methodische Fehler und unnatürliche Versuchsbedingungen sowie eine saubere mathematische Verarbeitung der erhaltenen Ergebnisse, die nicht in bedeutungsfreien Kennzahlen, sondern in meßbaren physiologischen Parametern endet, erfüllen alle Anforderungen an eine moderne physiologische Forschung. Sie liefern didaktische Anleitung und Erziehung für alle experimentell tätigen Forscher in Medizin und Biologie sowie wichtige Befunde für die klinische Medizin.
Der Text der Arbeit ist bereits in der Ursprache klar geschrieben. Ihre Gliederung und ihr Aufbau sind übersichtlich und verständlich. Bei der Übersetzung war es nur an einzelnen Stellen notwendig, eine freiere Übertragung durch den Herausgeber vorzunehmen. Das betrifft besonders die auf Seite 63ff verwendeten statistischen Fachausdrücke, die in ihrer Wertigkeit den im Deutschen üblichen Begriffen entsprechen, sowie der auf Seite 77 dargestellten mathematischen Verarbeitung bei der Approximation von Kurven. Hier wurden die sprachlichen Eigenheiten der Ursprache den im Deutschen üblichen Fachausdrücken angeglichen.

Prof. Dr. med. habil. Schubert

# INHALT

## EINLEITUNG

Die Medizin kann als die Wissenschaft von der Regulation im Organismus des Kranken mit dem Ziel der Wiederherstellung seiner Gesundheit bezeichnet werden. Regulieren oedeutet, ein System mittels bestimmter Einwirkungen von einem Zustand in einen anderen versetzen. Die Halte-Regelung sieht Auswahl und Reihenfolge der Einwirkungen im Bezug auf den Ausgangszustand vor. Die Folgereglung bedeutet Veränderungen im Regulationsgang in Abhängigkeit vom Effekt.

In allen Fällen muß man den Zustand des geregelten Systems kennen und über eine Reihe von regelnden Einwirkungen und Kriterien verfügen.

Bis zur gegenwärtigen Zeit war die Medizin vorwiegend eine empirische Wissenschaft. Die Ärzte begnügten sich mit ungefähren Kenntnissen über den kranken Organismus. Therapeutische Einwirkungen wurden nicht auf der Grundlage genauer Kenntnisse von Struktur und Funktion der Organe geplant, sondern durch Probieren und Beobachten der Wirkung ermittelt.

Es ist verständlich, daß diese Situation nicht zufällig ist, sondern sich aus der Kompliziertheit des geregelten Objekts — des Menschen — und der Unvollkommenheit seines Gehirns ergibt.

Erst seit kurzer Zeit werden quantitative Methoden der Bewertung ausgearbeitet. Dieser Prozeß läßt sich beschleunigen, wenn man die Möglichkeiten ausnutzt, die die Kybernetik eröffnet, die bekanntermaßen von N. Wiener als Wissenschaft der Regulation bezeichnet wurde. Sie kann als Methode der Ausarbeitung von „Funktionsmodellen" komplizierter Systeme mit dem Ziel der Erforschung und der Steuerung dargestellt werden.

Als System wird eine Struktur bezeichnet, die bestimmte Funktionen gewährleistet und aus Elementen besteht, die miteinander Verbindung haben und durch welche Energie „zirkuliert". Die zeitliche Reihenfolge der Veränderungen des Systems, die in der Struktur begründet ist und bei bestimmten äußeren Einwirkungen in Gang gesetzt wird, läßt sich als Programm bezeichnen. Die komplizierten Systeme bestehen aus einer großen Anzahl von Elementen, welche durch verschiedene Verbindungen vereinigt und nach dem Prinzip von Stufen in Untersysteme gegliedert sind. Sie haben viele Eingänge und Ausgänge. Ihre Programme sind umfangreich, kompliziert und laufen in längerer Zeit ab. Die komplizierten Systeme unterscheiden sich von den einfachen dadurch, daß in ihnen nicht nur Austausch und Umwandlung von Energie stattfindet, sondern auch Prozesse der Informationsverarbeitung ablaufen (Abb. 1).

Information ist die Kenntnis über ein Objekt, welches als Modell dargestellt ist, und dessen Struktur und Funktion vereinfacht und daher verzerrt wiedergegeben werden. Die Begriffe Modell und Information können nicht voneinander getrennt werden.

Für ein beliebig kompliziertes Objekt gibt es unendlich viele Modelle in Abhängigkeit von dem Programm der Modellanordnung und dem Programm für die Kontrolle seiner Struktur und Funktion. Ein Modell kann man auch durch Signale oder Codes „ausdrücken" und somit ein „Modell vom Modell", oder Modell zweiter Stufe usw., mit einem größeren Verallgemeinerungsgrad herstellen.

Für jedes komplizierte System lassen sich sowohl „vollständige" Modelle mit verschiedenem Verallgemeinerungsgrad aufstellen, die Anspruch auf Widerspiegelung des ganzen Systems erheben, als auch „spezielle" Modelle, in denen ein Teil der Struktur oder Funktion des Systems reflektiert wird. Außerdem kann man qualitative und natürliche Modelle konstruieren. Das Verständnis des Schwierigkeitsgrades der Systeme ist notwendig zur Bestimmung der Bedingungen für ihre Erkenntnis, also für ihre Modellierung.

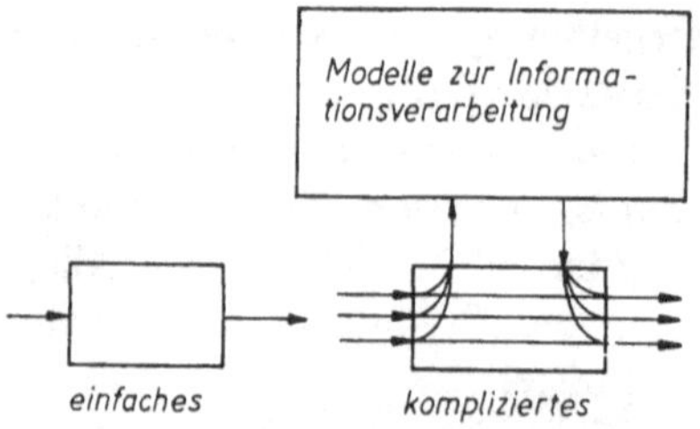


Abb. 1. Schema eines „einfachen" und eines „komplizierten" Systems.

Eine Wissenschaft kann als ein Komplex von Objektmodellen betrachtet werden, als ein zu untersuchendes System. Einfache Systeme werden durch exakte Modelle dargestellt, die sich einer Kopie nähern. Die Modelle komplizierter Systeme hatten bis vor kurzem überwiegend qualitativen Charakter. Das menschliche Gehirn ist das Hauptarbeitsmittel der Modellierung. In ihm werden anfangs die Modelle durch die Zellen der Hirnrinde hergestellt, um dann in der Form von wörtlichen Beschreibungen, Zeichnungen oder Ziffern ausgedrückt zu werden. Die stabile Systemstruktur, selbst wenn sie sehr kompliziert ist, kann man graphisch darstellen. So wurden die Anatomie des Körpers und die Struktur der Gesellschaft beschrieben. Dabei werden Genauigkeit und Grad der Darstellung von Einzelheiten der Modelle durch die Fähigkeiten der Sinnesorgane, den Entwicklungsstand der Technik sowie durch die Ausdrucksmöglichkeiten eingeengt. Es ist verständlich, daß die kollektive Arbeit von Gelehrten sehr komplizierte Strukturmodelle schaffen kann. Sie zu verwerten ist jedoch unmöglich, da der Mensch nicht in der Lage ist, solche Modelle ohne bedeutende Vereinfachungen zu verstehen und sich einzuprägen.

Noch schwieriger ist die Modellierung der Funktion komplizierter Systeme. Eine

Funktion wird durch die Veränderung der Beziehungen zwischen verschiedenen Energiearten dargestellt, die in der Zeit eine Strukturveränderung hervorrufen. Diese Energieströme sind in komplizierten Systemen außerordentlich umfangreich, kompliziert, schnell und verschiedenartig. Ein bedeutender Teil von ihnen ist Informationsverarbeitung.

Kein Einzelforscher und kein Gelehrtenkollektiv können zahlreiche Prozesse gleichzeitig wahrnehmen und ausdrücken. Dafür muß man ein arbeitendes Systemmodell schaffen. Das menschliche Gehirn beherrscht solche Möglichkeiten nicht, da die Wahrnehmung der Veränderungen nur in bestimmter Reihenfolge und allmählich zustande kommt. Die Mittel für ihren Ausdruck waren noch bis vor kurzem sehr dürftig (zum Beispiel Multiplikationsfilme, primitive mechanische Spielzeuge). Gerade dadurch erklärt sich das Fehlen eines klaren Verständnisses für die Programme der Tätigkeit komplizierter Systeme, zu denen Organismus, Gehirn und Gesellschaft gehören, obwohl es ihre Strukturmodelle schon gibt.

Die Entwicklung der Elektronik und der Rechentechnik eröffnete neue Möglichkeiten, arbeitende Modelle von großer Kompliziertheit zu schaffen. Leider befindet sich die Modellierung komplizierter Systeme erst im Anfangsstadium der Entwicklung und wird durch die „Trägheit" der Maschinen, Mängel in ihrem logischen Apparat und Fehler in der Wahrnehmungsmöglichkeit begrenzt. Deswegen kommt der Methode der kybernetischen Modellierung als Hilfsmittel für das menschliche Denken besondere Bedeutung zu. Vorläufig nimmt der Mensch die verschiedenen Energiearten und Strukturen der Systeme mit den Sinnesorganen und mit Hilfe von Apparaten allmählich wahr und stellt subjektiv Hypothesen über die Programme der Systemtätigkeit auf. Die Elektronik und die Rechentechnik geben die Möglichkeit, entsprechend den Hypothesen arbeitende Systeme zu schaffen, in denen nicht nur die Struktur (wie bei Zeichnungen), sondern auch die Funktion quantitativ wiedergegeben wird. Diese Modelle dienen als Mittel zur Überprüfung der Hypothesen und werden im Erfolgsfall Mittel zur Leitung von Systemen ohne die direkte Einwirkung des Menschen. So können diese Modelle durch Worte in Büchern ausgedrückt werden.

Die biologische Kybernetik studiert die Methoden der Schaffung quantitativer Modelle bei lebenden Systemen in der Biologie, der normalen und pathologischen Physiologie und der Medizin, mit dem Ziel, die Systeme zu erkennen und sie zu lenken. Vor der Betrachtung der Methoden der Modellierung ist es notwendig, den Grad der Kompliziertheit der Aufgaben und die realen Möglichkeiten der Technik zu überprüfen.

Erkenntnis bedeutet Schaffung von Modellsystemen, d. h. neuer Systeme, in denen die Vielfalt von Strukturen und Energien des Objekts durch neue Codes mit anderem physikalischen Charakter ausgedrückt wird. Im Gehirn z. B. wird die ganze Mannigfaltigkeit der äußeren und inneren Umwelt durch Modelle — durch Neuronenstrukturen und die Veränderung ihres Aktivitätsgrades ausgedrückt. Das gleiche wird im Buch durch wörtliche Beschreibung — statisches System von Zeichen — dargestellt. Wenn man den Erkenntnisgrad als Grad der Annäherung des Modells an die Kompliziertheit des Originals definiert, so be-

stimmen Methode und Mittel für die Modellierung die Grenzen der Erkenntnis des Objekts. Wenn in der Rinde $10^9$ Neuronen sind, dann ist es unmöglich, das genaue Modell des Organismus zu schaffen, der $10^{27}$ Eiweißmoleküle enthält. Folglich ist die Erkenntnis komplizierter Systeme immer nur relativ als Näherung möglich.
Wenn man über begrenzte Möglichkeiten verfügt, kann man die Wahrscheinlichkeit der Modelle erhöhen, indem man für die Modellierung einen Teil des komplizierten Systems abtrennt. Dann wird der Grad der Genauigkeit des Teilmodells dadurch bestimmt, wie dieser Teil vom ganzen übrigen System abhängt. Oder man muß, um ein Gesamtmodell zu schaffen, die Modellierung von einem bestimmten Niveau der Strukturen aus beginnen, zum Beispiel im Organismus mit dem Niveau der Organe. Dann wird die Wahrscheinlichkeit des modellierten Tätigkeitsprogrammes davon abhängen, wie weit das Programm durch das gegebene Strukturniveau des Objekts bestimmt ist. So müßte man beispielsweise für die Erforschung des Entwicklungsmechanismus von Karzinomen die Modellierung vom Niveau der die Zellvermehrung bestimmenden Moleküle aus beginnen. Das zu machen ist heute unmöglich. Das Studium der Störungsmechanismen des Blutkreislaufes bei Herzfehlern kann vom Niveau der Organe aus anfangen, weil ihre Funktion im wesentlichen diese Störungen bestimmt.
Die Auswahl der Methode für die Modellierung selbst ist besonders wichtig. So gestatten viele passend und ausführlich beschriebene Modelle nicht, tief in das Wesen der funktionellen Zusammenhänge im Organismus einzudringen. Mit der Schaffung von arbeitsfähigen Modellen gibt die maschinelle Verarbeitung die Möglichkeit, bei Vernachlässigung von Details die Hauptprozesse aufzudecken.
Allerdings sind die Hoffnungen einiger Gelehrter naiv, nur Mathematik und Maschinen anwenden zu müssen, um Biologie und Medizin mit einem Mal zu exakten Wissenschaften zu machen. Wenn man nur versucht, alles mit Zahlen und Formeln zu messen, dann führt das zu nichts. Angenommen, eine Rechenmaschine wird mit vielen Krankengeschichten gefüttert. Danach schafft man ein allumfassendes Programm ihrer statistischen Auswertung, nach dem die Maschine alle Gesetzmäßigkeiten ermitteln soll, die die Entwicklung der verschiedenen Erkrankungen bestimmen. Das führt zu keinem praktischen Resultat, da in den Krankengeschichten bis 30000 Informationseinheiten enthalten sind. Mit der Methode der Auswahl ist es völlig unmöglich, typische, wichtige und zuverlässige Kombinationen aus tausenden in den Speicher der Rechenmaschine eingegebenen Daten von Krankengeschichten zu bestimmen. Genauso könnte man irgendeine spezielle Funktion des Organismus messen, aufzeichnen und in Formulare übertragen. Aber das alles erklärt nicht die komplizierten Reaktionen des Organismus, da an ihnen tausende andere, mehr oder weniger wichtige spezielle Funktionen teilnehmen.
Die Informationsmenge im lebenden System ist so groß, daß man aus ihr die notwendigen Daten durch Messen und Sortieren unmöglich auswählen kann. Hieraus ergibt sich die wichtige Schlußfolgerung: die Modellierung komplizierter Systeme kann man nur verwirklichen, wenn man über eine Hypothese von ihrer Struktur und Funktion verfügt. Das gestattet, die Forschungssphäre einzugrenzen. Solche

Hypothesen können nur von Spezialisten aufgestellt werden. Ohne ihre Einbeziehung bringen Mathematik und Rechentechnik nicht die gewünschten Ergebnisse. Selbstverständlich kann die Hypothese für ein funktionierendes Modell nur ein guter Spezialist aufstellen, der „Gefühl für die Quantität“ hat, da die existierenden Beschreibungen komplizierter Systeme gewöhnlich unzusammenhängende Fragmente von einzelnen qualitativen Modellen sind. Folglich ist die quantitative Modellierung komplizierter Systeme nur bei gemeinsamer Arbeit von Spezialisten möglich. Sie sollen die Hypothesen gemeinsam aufstellen, mit den mathematischen, technischen und ingenieurtechnischen Methoden vertraut sein und die Grundlagen des untersuchten Systems soweit kennen, daß sie den einzelnen Spezialisten verstehen und ihn dazu bringen, konkrete Aufgaben zu formulieren.
Alle Methoden der Modellierung ordnet man zweckmäßigerweise den folgenden drei Gruppen zu:

1. Methode des „schwarzen Kastens“ (black box)

Bei Anwendung dieser Methode werden die sogenannten Eingangs- und Ausgangsgrößen (input und output) registriert und anschließend die Abhängigkeit zwischen ihnen untersucht. Dabei dringt der Forscher nicht in das Wesen der Prozesse ein, die die gegebenen Abhängigkeiten bestimmen. Die Eingangs- und Ausgangswerte kann man in Form diskreter Zeichen als Folge darstellen. Das Modell wird dann in Form von Matrizen (Tabellen) entsprechend den „Buchstaben“ und „Wörtern“ einer angenommenen Nomenklatur angegeben. Man kann die kontinuierliche Registrierung der Versuchsergebnisse auch in die Form der Abhängigkeit der Ausgangsgrößen von den Eingangsgrößen als algebraische Gleichungen oder Differentialgleichungen bringen. In beiden Fällen bekommt man in Abhängigkeit von der Versuchsanordnung statische oder dynamische Systemcharakteristiken. Bei dem Gebrauch verschiedener „Sprachen“ ist die vielstufige Verarbeitung der erhaltenen Resultate mit verschiedenem Verallgemeinerungsgrad notwendig. In den einfachsten Fällen erhält man gleichbedeutende Zusammenhänge zwischen Ausgangs- und Eingangsgrößen als analytische Funktion oder in Tabellen. Häufiger ist es jedoch notwendig, die statistische Analyse zu verwenden, wenn die Charakteristiken durch wahrscheinliche Abhängigkeiten ausgedrückt werden. Dazu ist selbstverständlich eine große Zahl von Beobachtungen notwendig.
Die Anwendung der Methode des „schwarzen Kastens“ ist einzig möglich, wenn keine Hypothesen über die Strukturen und die Mechanismen der Systemtätigkeiten vorliegen oder keine Methoden, die es erlauben, die Funktion einzelner Struktureinheiten des Systems zu erforschen. Bei der Anwendung dieser Methode für das Studium lebender Systeme entstehen bedeutende mathematische Schwierigkeiten. In der Regel fehlen analytische Methoden zum Ausdruck der Abhängigkeit zwischen mehreren dynamischen Veränderlichen. Wenn es sie trotzdem gibt, sind sie sehr umfangreich. Die Methoden der statistischen Analyse und der Auf-

klärung der Korrelationen zwischen vielen Faktoren und ihren Kombinationen sind sehr kompliziert. Nur eine richtige Hypothese kann die Aufgabe erleichtern, indem durch sie schon vorausschauend die wenig wahrscheinlichen Kombinationen und Verbindungen ausgesiebt, die Grenzbedingungen eingeführt und die realen Beschränkungen für die erforderlichen Genauigkeiten hergestellt werden. Man muß berücksichtigen, daß die von biologischen Objekten gewonnene Information gewöhnlich nur annähernd genau ist, weil die Messungen nicht exakt sind und viele zweitrangige Faktoren vernachlässigt werden müssen. Es ist selbstverständlich, daß bei diesen Bedingungen die Genauigkeit der Informationsverarbeitung nicht die Genauigkeit der erhaltenen Informationen übertreffen kann

2. Die Methode der arbeitsfähigen Strukturmodelle

Das Wesen der Methode besteht in der Konstruktion eines Netzes aus neuronenähnlichen Elementen, in dem die Objektstruktur widergespiegelt wird (Abb. 2). Das Niveau der bedingten Aktivität („Potential") jedes Netzelementes reflektiert die ihm entsprechende Funktion. Die Schaffung von Modellen sieht die folgenden Etappen vor:

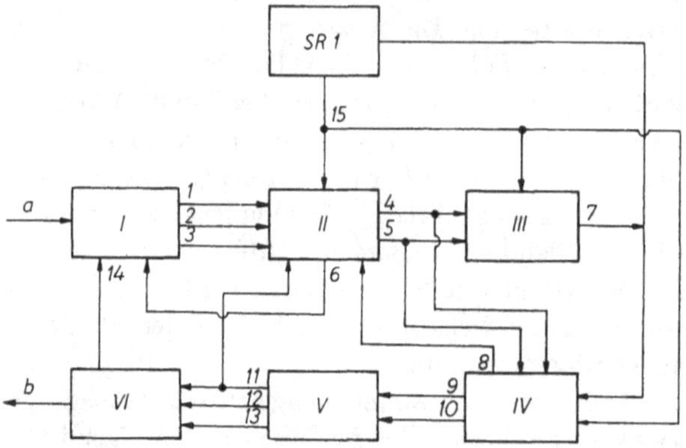


**Abb. 2. Schema eines „Strukturmodells":**

**a — Eingang; b — Ausgang: I—IV Strukturelemente; SR 1 — Systemregulator; 1—15 Sonderausgänge der einzelnen Elemente. Die Berechnung des Modellverhaltens führt zur Bestimmung der Ausgangsgrößen 1—15 für kurze Zeiträume.**

a. Bestimmung des Modellierungsziels, d. h. Bestimmung der Klasse von Prozessen, die zur Herstellung des Modells herangezogen wird. Davon hängen die Grenzbedingungen, die Zahl der Eingänge und Ausgänge, die Genauigkeit usw. ab. Vorläufig gibt es keine praktischen Möglichkeiten, ein umfassendes Strukturmodell irgendeines lebenden Systems zu schaffen.

b. Aufbau eines strukturellen Modellschemas auf der Basis einer angenommenen Hypothese. Dabei werden die zulässige Zahl von „Kompliziertheitsgraden", die Zahl der Elemente und der Verbindungen zwischen ihnen – durch Abschätzung der realen Möglichkeiten zur Erlangung von Charakteristiken der Elemente – sowie die maschinelle Ausführung der Netzwerkberechnung festgelegt.

c. Auswahl der Charakteristiken von dynamischen oder statischen Elementen in Abhängigkeit von der Aufgabenstellung.

d. Auswahl des Anfangszustandes des Systems und aller seiner Elemente zusammen mit konstant wirkenden Faktoren.

e. Bestimmung von Größe und Lokalisierung der abweichenden Einwirkungen (Störgrößen).

f. Durchführung von Berechnungen zuerst für die Bestimmung eines stabilen Zustandes, danach für dynamische Verhältnisse bei ausgewählten Störungen. Dabei kann man die Methode der ‚stufenartigen' maschinellen Berechnung (sukzessive Approximation) anwenden, in der die dynamischen Verhältnisse in einer Art von Stufen eines stabilen Zustandes ausgedrückt werden.

## 3. Methode der algorithmischen Modelle

Das algorithmische Modell eines Prozesses im lebenden System ist der einfachste Modelltyp, der im Schema die zeitliche Reihenfolge verschiedener Erscheinungen und die kausale Verknüpfung zwischen ihnen wiedergibt. Quantitativ wird das Modell durch Matrizen von diskreten Größen ausgedrückt. Seine Arbeit kann man maschinell programmieren (Abb. 3).

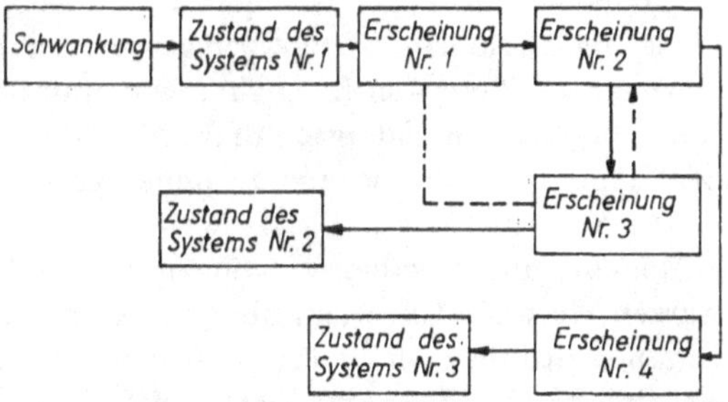


Abb. 3. Schema eines algorithmischen (phänomenologischen) Modells. Die Varianten der Prozeßentwicklung, die Geschwindigkeit seines zeitlichen Ablaufes und der Rang der Erscheinungen werden durch die Größe der Schwankungen und das Niveau des ersten Zustandes des Systems bestimmt. Das Modell kann man mit Hilfe entsprechender Tabellen berechnen.

Die Schaffung eines arbeitsfähigen Strukturmodells für ein lebendes System ist vorläufig ein unerreichbarer Traum. Häufig ist die Struktur eines solchen Systems nur annähernd bekannt und beginnt erst beim Niveau großer Untersysteme. Ein

großer Teil der Information hat im Arsenal der biologischen Wissenschaften qualitativen Charakter und ist nicht für die quantitative Modellierung geeignet. Die Erlangung von Zahlencharakteristiken ist sogar bei dem gegenwärtigen Stand der Technik unmöglich. Im Zusammenhang damit zeichnet sich die Methode der heuristischen Modellierung aus, bei der sich das Strukturmodell auf Grund der Hypothese nicht nur aus den Beziehungen der Struktur, sondern auch durch die Charakteristik seiner Elemente ergibt. Der Vergleich des Modells mit dem Original wird erst in der letzten Etappe mit Hilfe der Gegenüberstellung der Versuchsergebnisse des Modells und des Systems durch verallgemeinerte Schlüsse durchgeführt. Unvermeidlich entstandene Abweichungen werden durch Eingabe der Verbesserungen in das Modell korrigiert. Selbstverständlich bleibt das Modell sogar bei befriedigenden Übereinstimmungen der Ergebnisse nur hypothetisch. Jedoch kann es helfen, die Richtung der experimentellen Forschung durch die Schaffung von Hypothesen festzulegen.
Die aufgezählten Methoden der Modellierung sind für beliebig komplizierte Systeme, auch biologische und soziale, brauchbar.
Betrachten wir die konkreten Fragen der Modellierung in der Biologie und der Medizin. Wir erwähnen hier nicht die Methoden der Errichtung von Modellen auf dem Niveau von Molekülen und Zellen, da sie keine unmittelbare Beziehung zum gegebenen Thema haben. Wir glauben, daß die kybernetischen Methoden die breiteste Anwendung in der Physiologie finden, weil diese Wissenschaft sich mit Makroobjekten befaßt, die für Messungen zugänglich sind. Sie verfügt bereits über genügend klare qualitative Vorstellungen zu vielen Spezialfragen. Es gibt jedoch noch keine die vielen Funktionen und Organe umfassende Theorie der Regulierung. Eine solche Theorie ist für die Medizin notwendiger als vieles andere, da es ohne sie eigentlich auch keine theoretische Medizin geben kann.
Verschiedene spezielle Modelle von den Funktionen einzelner Organe und Systeme wurden zum Hauptmodelltyp in der Physiologie. Es ist der Aufbau eines verallgemeinerten Modells des Organismus, richtiger gesagt, seines inneren Milieus möglich, das einen begrenzten Kreis von Erscheinungen umfaßt, wie akute pathologische Prozesse oder Vorgänge der Adaption und des Trainings. Das Niveau der wechselseitigen Beziehungen der Organe und Systeme ist sehr leicht zu modellieren.
Als Methoden der Modellierung wenden wir für Spezialmodelle vor allem die Methode des „schwarzen Kastens“ an, wenn die wichtigsten Eingangs- und Ausgangsgrößen von Organen diskret oder kontinuierlich registriert werden können. Das Modell entsteht durch die erhaltenen Daten in Gestalt von Formeln und Matrizen. Die Charakteristiken der Organe oder ihrer Zusammenarbeit erhält man nach dem gleichen Prinzip. Wenn solche Charakteristiken vorhanden sind, kann das Strukturmodell eines Organsystems aufgestellt werden. Schließlich kann man große heuristische Modelle schaffen, wobei die Aufgabe nicht nur in der Schematisierung der Beziehungen, sondern auch in der Ermittlung solcher Organcharakteristiken besteht, die experimentell nicht zu erhalten sind. Solch ein Modell ist mit dem Original durch Ergebniskennziffern vergleichbar. So läßt

sich zum Beispiel ein Modell des inneren Milieus des Organismus zur Wiedergabe akuter pathologischer Prozesse schaffen. Die Gegenüberstellung mit dem Versuch erfolgt durch solche Merkmale wie Blutdruck, pH des Blutes, Herzminutenvolumen usw.

Die Ausarbeitung von Organ- und Systemcharakteristiken kann Beispiel für die Anwendung kybernetischer Methoden in der Physiologie sein. Die dynamische Charakteristik ist die allgemeinste Charakteristik, in der die zeitliche Veränderung der Funktion bei verschiedenen Belastungen (Eingangsgrößen) dargestellt wird. Die statische Charakteristik wird im stationären Zustand aufgenommen, wobei die Veränderungen der Eingangs- und Ausgangsgrößen nur beim Übergang von einem stabilen Niveau in ein anderes betrachtet werden. Das ist gewöhnlich ausreichend. Man muß die normalen und pathologischen Charakteristiken zweckentsprechend trennen. Letzte sind immer nichtstationär, da der pathologische Prozeß labil ist und mit unterschiedlicher Geschwindigkeit verläuft.

Es empfiehlt sich, den Begriff „Grad" der Charakteristik einzuführen, wodurch der Verallgemeinerungsgrad der Eingangs- und Ausgangsgrößen oder ihre Dimension und der Zeitmaßstab bezeichnet werden. Man kann zum Beispiel Formeln ableiten, die das Verhalten des Herzauswurfs für eine Sekunde, Minute, Stunde, für vierundzwanzig Stunden usw. angeben. Genauso verhält es sich mit den dynamischen Modellen, zum Beispiel mit der Veränderung des Minutenvolumens unmittelbar nach einer Veränderung des venösen Zuflusses oder bei Herztraining im Laufe eines Monats.

Von uns wurde folgende Arbeitsordnung in der Forschung zur Erlangung quantitativer Charakteristiken ausgearbeitet:

1. Aufgabenstellung, d. h. klare Bestimmung des dem Studium unterliegenden Geschehens, der an ihm teilnehmenden Organe und der Prozeßdauer. Die Aufgabe setzt bereits das Vorhandensein einer gewissen Hypothese voraus, die in qualitativen Begriffen ausgedrückt wird.

2. Aufbau eines funktionellen Objektschemas. Gewöhnlich ist es dargestellt als ein Quadrat mit hinein- und hinausführenden Pfeilen, die die Eingänge und Ausgänge kenntlich machen. Am Anfang muß man sie vollständig aufzählen, damit es möglich ist, die Bedeutung eines jeden einzelnen von ihnen zu bestimmen und die Aufgabe abzugrenzen. Danach sind die angenommenen Grenzbedingungen, der pathologische oder normale Zustand, die Grenzwerte und die Geschwindigkeiten der Veränderung der variablen Größen zu definieren.

3. Planung des Experiments. Messungen werden bei natürlichen Bedingungen, mit dosierten Belastungen oder bei Versuchen an isolierten Organen mit künstlich reguliertem Milieu vorgenommen. Es ist die Kontrolle aller Veränderungen am Eingang vorzusehen. Einige für die Lösung der Aufgabe wesentliche Veränderungen müssen ständig gemessen und registriert werden, andere sind künstlich zu stabilisieren. Die Auswahl der Methoden und die Häufigkeit der Messungen bestimmen die mögliche Geschwindigkeit der Veränderung der variablen Größen.

4. Durcharbeitung des Komplexes der messenden und registrierenden elektronischen und chemischen Apparaturen, d. h. Montage und Funktionsprüfung. Die Bestimmung der Genauigkeit der Messungen ist einer der wichtigsten Faktoren, durch den die „wesentlichen“ Eingangsgrößen ausgewählt werden. Zu den „unwesentlichen“ kann man solche zählen, die sich nur innerhalb der Fehlergrenze der Apparatur verändern.

5. Durchführung einer Serie von Probeversuchen zur Klärung der Gültigkeit der angenommenen Hypothese und vorläufigen Beurteilung der ausgewählten Eingangsgrößen. Hauptforderung ist die Wiederholbarkeit der Resultate unter gleichen Belastungen bei ein und demselben Tier. Wenn das erreicht ist, werden alle wesentlichen Eingangsgrößen festgelegt und die Perioden zwischen den Belastungen richtig ausgewählt, damit am Anfang des folgenden Zyklus keine Nachwirkung vom vorhergehenden zurückbleibt, d. h. daß der festgelegte Zustand erreicht ist. Leider glückt das nicht immer. Gewöhnlich erhält man eine Differenz zwischen den Daten bei Wiederholung der Reize oder Belastungen. Die Ursachen dafür sind folgende: Erstens ist es nicht immer möglich, die Bedeutung aller Eingangsgrößen zu berücksichtigen und richtig zu bewerten. Einige von ihnen, die zweitrangig scheinen, sind wesentlich und erfordern eine Stabilisierung oder Berechnung. Zweitens kann sich die Nachwirkung jeder Belastungsperiode für länger erweisen, als angenommen wurde. Man muß den Versuch machen, die Zeit zwischen den Belastungsversuchen zu verlängern. Das gelingt auch nicht immer, da die Spuren lange Zeit zurückbleiben können, wenn das System im wesentlichen dynamisch arbeitet. Wenn es ungeachtet aller Korrekturen der anfänglichen Methodik nicht gelingt, an einem Tier sich wiederholende Daten zu erhalten, dann muß man die Experimente an vielen Tieren durchführen, um die wahrscheinlichen Gesetzmäßigkeiten für die Systemklasse zu erhalten. Entsprechend dem Ausmaß der Unterschiede der Daten und der angenommenen Genauigkeit läßt sich die notwendige Menge der Versuche für die Erzielung statistisch zuverlässiger Resultate berechnen.

6. Durchführung der Hauptversuchsserie nach Präzisierung der Methodik mit dem Ziel, statische oder dynamische Charakteristiken zu erhalten.

7. Mathematische Bearbeitung der Resultate als wichtigster Teil der Arbeit. Bei richtig durchgeführten Experimenten wird eine Vielzahl von Parametern registriert und folglich erhält man eine sehr große Menge Informationen in Form von endlosen Streifen und Kurven. Um die Daten in die Maschine einzugeben, muß man die Ordinaten der Kurven in Ziffern verwandeln. Diese Arbeit ist sehr zeitraubend, wenn man Lineal und Zirkel benutzt. Bei ernsthaften Forschungen braucht man unbedingt einen Analog-Code, der automatisch die Kurven in Zahlensätze umwandelt (Analog-digital-Konverter). Wir werden die mathematischen Methoden der Verarbeitung der Resultate nicht betrachten, die für die Erlangung statischer oder dynamischer Charakteristiken angewendet werden. Für lineare Systeme sind das Übergangs-, Impuls- und Amplituden- sowie Frequenzgangfunktionen,

aber auch Methoden der Korrelationsanalyse. Es ist klar, daß eine analytische Angabe der Charakteristiken in algebraischen oder Differentialgleichungen nur bei verhältnismäßig einfachen Systemen möglich ist. Bei komplizierteren Systemen muß man zur Methode der numerischen Modellierung mit unvermeidlicher „Vergröberung" der eingeführten Angaben greifen.

Man darf die Genauigkeitsforderung nicht übertreiben. Es ist nötig, daran zu denken, daß Charakteristiken, die man für ein gegebenes Organ eines Tieres genau erhalten kann, für eine Gruppe von Tieren nur annähernd genau sind. Das komplizierte Modell des „inneren Milieus" umfaßt viele Organe, deren Systemcharakteristiken außerordentlich kompliziert sind.

Die pathologischen Charakteristiken müssen ausgesondert werden. Das Gebiet der normalen Organtätigkeit besitzt Grenzen der Belastungsveränderungen, in denen die Kenngrößen gut oder sehr wahrscheinlich wiederholbar sind. Diese Grenzen bestimmen auch den Begriff des „Funktionszustandes" eines Organes. Er ist um so besser, je breiter das Gebiet der normalen Belastungsfähigkeit ist. Wenn bei einem gegebenen Zustand die Belastung ihre Grenze überschreitet, dann gelingt die Wiederholung der Reaktionen (Ausgangsgrößen) nicht bei jeder Wiederholung der Belastung. Das bedeutet, daß ein Organ unter pathologischen Bedingungen arbeitet und sein Funktionszustand labil ist.

Bei geringer Überlastung kann sich die Funktion nach einer verhältnismäßig kurzen Erholungsperiode in den Grenzen normaler Belastungen wiederherstellen. Bei heftigen und andauernden Überlastungen bleibt der pathologische Zustand für lange Zeit erhalten oder verstärkt sich sogar und führt zum Tode. Die Wirkung ungewöhnlicher und schädlicher Reizmittel toxischer Natur ist die andere Quelle krankhafter Entwicklungen. Der funktionelle Zustand kann sich in diesen Fällen bei beliebigen und sogar optimalen Belastungen verschlechtern.

Es ist schwer eine eindeutig wiederholbare pathologische Charakteristik an ein und demselben Organ unter akuten Versuchsbedingungen zu erhalten. Möglich ist das nur bei unbedeutenden krankhaften Störungen, wenn sich die Funktion nach der Erholung wiederherstellt. Bei erheblichen Abweichungen von der Norm wendet man entweder den chronischen Versuch an, oder man erhebt statistisch wahrscheinliche Charakteristiken von einer ganzen Gruppe von Tieren. Genau so verhält es sich mit der Veränderung der Charakteristiken unter der Einwirkung von Arzneimitteln. Obwohl alle diese Schwierigkeiten bedeutsam sind, kann man sie überwinden. Solche Forschungen sind für die Medizin von großem Wert.

Die moderne Versuchs- und Datenverarbeitungstechnik gestattet komplizierte Modelle von normalen und pathologischen Prozessen zu schaffen, die einige Organe umfassen. Man kann zum Beispiel Modelle von Vorgängen der Thermoregulation oder der Funktionsregulierung bei physischer Belastung in normaler Qualität erhalten. Das allgemeine Versuchsschema ist dabei das gleiche wie für die Ermittlung einer Organcharakteristik: Abgrenzung der Aufgaben, Aufstellung der Hypothese und des aus ihr abgeleiteten Funktionalschemas der beteiligten Organe und Systeme, Auswahl der Belastungen, Bestimmung der wesentlichen veränderlichen Größen für jedes der beteiligten Organe, Auswahl von Ort und

Zeit der Messungen, Stabilisierung kontinuierlicher Bedingungen, Schaffung und Funktionsprüfung des Apparatekomplexes. Daran schließen sich Probeversuche an, in deren Verlauf die Größenordnungen der Versuchsparameter und ihre Konstanz festgesetzt werden. Das Wesen der Experimente selbst besteht darin, zu Beginn den Ausgangszustand festzustellen, bei dem verhältnismäßige Beständigkeit der Größen erreicht wird und danach das System zu belasten und die Reaktionen aller zu ihm gehörenden Organe zu bestimmen.
Das Modell des physiologischen Geschehens in einem komplizierten System läßt sich in zwei Varianten darstellen. Erstens kann es ein funktionelles (phänomenologisches) Modell sein. Das ist ein Schema der zeitlichen Veränderungsfolge im System mit Angabe der kausalen Beziehungen sowie der direkten und rückwirkenden Verbindungen. Ähnliche qualitative Schemata stellen sich die Physiologen schon seit langem vor. Zweitens kann man ihm auch quantitativen Charakter verleihen, wenn die Veränderungsgrößen zu jeder Zeiteinheit unberücksichtigt gelassen werden. In diesem Fall drückt das Schema einen Algorithmus aus. Ein Zahlenmodell kann man in Form eines Maschinenprogramms darstellen. Der analytische Ausdruck des Modells ist kaum möglich, wenn der Prozeß sehr kompliziert ist.
Ein Mangel dieses Modells ist die Beschränktheit seiner spezifischen Aussage. Er gilt nicht nur für einen Prozeß oder gar nur für eine seiner Phasen. Deshalb erscheint es zweckdienlicher, ein Strukturschema zusammenzustellen, die am Prozeß teilnehmenden Organe mit ihren Verbindungen in Netzform einzutragen und den Prozeßcharakter in der Dynamik der Veränderungen von Elementfunktionen des Schemas wiederzugeben. Diese Veränderungen entstehen gesetzmäßig in Übereinstimmung mit den Organcharakteristiken.
Der Vorzug eines solchen Modelltyps ist die Möglichkeit, mit seiner Hilfe verschiedene physiologische Prozesse nachzubilden. Es ist anzunehmen, daß man in Zukunft ein Strukturmodell des ganzen Organismus oder wenigstens seines „inneren Milieus" schaffen wird. Das wird die Möglichkeit geben, beliebige normale physiologische und pathologische Prozesse zu modellieren. Jedoch muß man sich am Anfang auf die vereinfachten Schemata begrenzen, die für die Modellierung einer beschränkten Prozeßklasse vorgesehen sind.
Die experimentelle Forschung, die für die Aufstellung solcher Modelle notwendig ist, schließt in sich das Erreichen von Organcharakteristiken bei verschiedenen komplizierten funktionellen Geschehen ein. Selbstverständlich sind diese Modelle komplizierter als die Funktionsmodelle, obwohl sie Vorzüge im Sinne der Universalität besitzen.
Für die Medizin ist die Modellierung von solchen komplizierten pathologischen Prozessen notwendig, die den ganzen Organismus oder einige wichtige Organe erfassen. Bis zur gegenwärtigen Zeit wurden solche Modelle auf der Studiengrundlage von Kranken oder der experimentellen Pathologie der Tiere geschaffen. In der Regel vereinfachen diese Modelle die Erscheinungen sehr und haben nur beschreibenden, qualitativen Charakter. Dabei werden manchmal unbedeutende Details als grundlegend betrachtet. Wichtige Erscheinungen dagegen verschwinden aus dem Gesichtsfeld der Gelehrten. Gerade daraus läßt sich erklären, daß es

für viele Erkrankungen kein qualitatives Modell gibt, sondern die Meinungen verschiedener Forscher auseinander gehen. Die Medizin wird periodisch durch die Begeisterung für irgendeine universelle Theorie, wie „Nervismus", „Stress" usw. erschüttert. Das erklärt sich durch das Fehlen von quantitativen Modellen für Erkrankungen, in denen man die Rolle und den Grad der Teilnahme dieser oder jener regulierender Mechanismen und Faktoren berechnen und beweisen kann. Nur mit Hilfe der Kybernetik kann diese Lage verändert werden.

Die moderne Technik gestattet, viele Funktionen zu registrieren und die große Menge gewonnener Daten zu verarbeiten. Als Resultat aus jenen Modellexperimenten, die bis zur technischen Erarbeitung von Voraussagen geführt werden, lassen sich Daten für quantitative Modelle von algorithmischem oder strukturellem Typ erhalten. Im ersten Fall kann man das komplizierte Entwicklungsschema der Krankheit, die strenge zeitliche Reihenfolge der Symptome und die kausalen Beziehungen in den gestörten Funktionen sowie die Erscheinungen neuer spezifischer Zustände aufzeichnen. Durch das Entwicklungsschema wird die algorithmische Modellbeschreibung mit entsprechenden Zahlenmatrizen geschaffen. Weiterhin muß die Wahrscheinlichkeitsberechnung der Dynamik eines realen pathologischen Prozesses bei Kranken durchgeführt werden. Im zweiten Fall soll das Modellexperiment die pathologischen Organcharakteristiken ergeben, mit deren Hilfe auf Netzstrukturmodellen die Krankheitsentwicklungen vorauszusagen sind. Dazu braucht man lediglich die zusätzlichen Ausgangsgrößen und Beziehungen vorauszusehen, die nur bei Krankheiten auftreten. Diese Methode erscheint uns als diejenige mit der größeren Perspektive, da es möglich ist, wenn man aus Experimenten am Strukturmodell eine Reihe pathologischer Charakteristiken ermitteln kann, neue Kombinationen auszurechnen, für die Modellversuche nicht durchgeführt werden können. Das ist deshalb wichtig, weil die Mannigfaltigkeit der realen Krankheiten erheblich ist und nicht für jede Variante ein Modell — die experimentelle Pathologie kennt nur eine begrenzte Zahl von Modellen — geschaffen werden kann.

Zu einer weiteren Informationsquelle für das Schaffen von Modellen können Forschungen in der Klinik werden, die die physiologische Information unmittelbar von den Kranken bei den von der Natur durchgeführten natürlichen Experimenten erhalten.

Die klinischen Modelle sind sogar noch wertvoller, da sie brauchbar für die unmittelbare Ausnutzung in der Praxis sind. Es ist möglich, mit ihnen insbesondere nicht nur die natürliche Entwicklung des pathologischen Prozesses, sondern auch die unterschiedlichen Heilmaßnahmen zu modellieren. Sie können als zusätzliche Eingangsgrößen (Abweichungen) in das Strukturschema hineingenommen oder berücksichtigt werden, indem man die Charakteristiken der Elemente im dynamischen Schema verändert. Die Kontrolle erfolgt durch die realen Krankheitsgeschichten, die man als verallgemeinertes phänomenologisches Modell des kranken Organismus betrachten muß.

Folgende Schwierigkeiten treten auf dem Wege der Aufstellung von Modellen auf. Erstens das Fehlen neuer Hypothesen. Viele Erscheinungen haben noch nicht

einmal eine qualitative Erklärung. Ohne diese ist es unmöglich, Versuche durchzuführen und quantitative Zusammenhänge zu suchen. Zweitens kann der Mangel an Kenntnis vom Wesen der Erscheinungen, die man vorläufig nicht erforschen kann, nicht durch die Modellierung auf Maschinen ersetzt werden. Das betrifft vor allem den Stand der Molekular- und Zellforschung, über die man häufig mit Hilfe von indirekten Daten und Reaktionen des Organs im ganzen urteilt. Drittens gibt es keine quantitativen Charakteristiken sogar von der Funktion jener Organe, deren Tätigkeit gut erforscht ist. Die Methoden der physiologischen Versuche waren in der Vergangenheit sehr unvollkommen, so daß viele erhaltene Kenntnisse zu den nicht zuverlässigen gezählt werden müssen. Leider nutzen einige Physiologen die modernen Forschungsmethoden bis heute nicht. Offensichtlich müssen die Kenntnisse, die in der Physiologie angehäuft wurden, durch die quantitative Erforschung der Funktionen ergänzt werden. Die technischen Möglichkeiten dafür sind gegeben.
Die Erlangung quantitativer Charakteristiken ist mit großen Schwierigkeiten verknüpft. Deswegen gibt es keine Hoffnung darauf, daß sie bald definiert werden. Besonders schwer erhält man pathologische Organ- und Systemcharakteristiken, da die Modellversuche viel Zeit beanspruchen und schwierig zu wiederholen sind. Schließlich gibt es keine brauchbaren Methoden, dynamische Organcharakteristiken mit vielen Eingangs- und Ausgangsgrößen analytisch auszudrücken. Unzureichend ist auch die Kapazität der Rechenmaschinen für die Berechnung komplizierter Netzwerkmodelle. Zieht man das alles in Betracht, so finden sich keine Beweggründe dafür, daß die adäquaten Modelle, die völlig auf experimentellen Daten basieren, bald erlangt werden. In der gegenwärtigen Zeit muß die heuristische Programmierung breiter angewendet werden.
Fragen wir, was man von den komplizierten quantitativen Modellen erwarten kann. Sie müssen für die Theorie nicht nur die Bestätigung einiger angeführter Hypothesen, sondern möglichst auch neue qualitative Darstellungen bringen. Komplizierte „handelnde Modelle“ mit Strukturcharakter sind berufen, die Mechanismen vieler physiologischer Prozesse aufzudecken und quantitativ in ihnen die Bedeutung der verschiedenen Stufen der regulierenden Systeme zu bestimmen. Als Resultat erhält man voraussichtlich „Krankheitsmodelle“, die auch auf der Physiologie und nicht nur auf der Statistik der Krankengeschichten basieren. Durch sie können wir die Dynamik von Verletzungen wichtiger Funktionen bei einem entsprechenden Kranken berechnen und in Abhängigkeit davon die optimale Heilung auswählen. Schließlich können solche Modelle in Fällen schnell fortschreitenden körperlichen Verfalls den Organismus direkt durch Apparate, die Organe wie Herz, Nieren, Lungen ersetzen, oder auch mit Hilfe von Medikamenten oder elektrischen Reizen lenken. Wir haben das Herz als erstes Objekt für die Anwendung von Methoden der quantitativen Modellierung in der Physiologie in ihrer einfachsten Art ausgewählt, um statische Charakteristiken zu erhalten. Das wird vor allem dadurch gerechtfertigt, daß das Herz das wichtigste von den „arbeitenden“ Organen ist. Seine Tätigkeit bestimmt in bedeutendem Maße die Entwicklung beliebiger körperlicher Erkrankungen. Das Herz hat die Fähigkeit, wie kein anderes Organ, isoliert vom Organismus zu arbeiten. Seine Hauptfunk-

tion, die mechanische Arbeit, läßt sich verhältnismäßig leicht durch quantitative Messungen erfassen. Schließlich spielen die Interessen der kardiochirurgischen Kliniken mit ihrer modernen Problematik — dem künstlichen Blutkreislauf, der Anästhesiologie, der Infarktbekämpfung, den Operationen bis zur Herzverpflanzung — bei unserer Auswahl eine Rolle. In Verbindung damit entsteht die Notwendigkeit nach möglichst vollständigen und exkaten Beschreibungen der Herztätigkeit. Sehr häufig ist man gezwungen, sich von der Ungenauigkeit der Angaben zu überzeugen, die den Physiologen gegeben werden, will man sie konkretisieren.
Der ausgearbeiteten Methodik folgend mußten wir vor allem die Aufgabe begrenzen und die „Stufe" der Modellierung auswählen. Das Herz hat, wie jedes beliebige andere Organ, zahlreiche Beziehungen zu anderen Organen und regulierenden Systemen. Es ist ein Element in einem komplizierten System, sogar in einigen Systemen: im Herzkreislaufsystem, das seine Programme der Regulierung hat, in dem „inneren Milieu des Organismus", in welches das erste System als Bestandteil eingeht, und schließlich im ganzen Organismus mit seinen Programmen des „äußeren" Verhaltens der willkürlichen Muskeltätigkeit, die von der Hirnrinde gesteuert wird, für die das innere Milieu die Bewegungsmöglichkeit garantiert. Außerdem ist das Herz eine komplizierte Konstruktion aus verschiedenen Zellen, wie Muskel- und Bindegewebszellen, Zellen des Erregungsleitungssystems, Zellen örtlicher Nervenganglien. Jede der verschiedenartigen Zellen hat ihre Programme. Alle diese Wechselbeziehungen sind schematisch in Abb. 4 dargestellt.

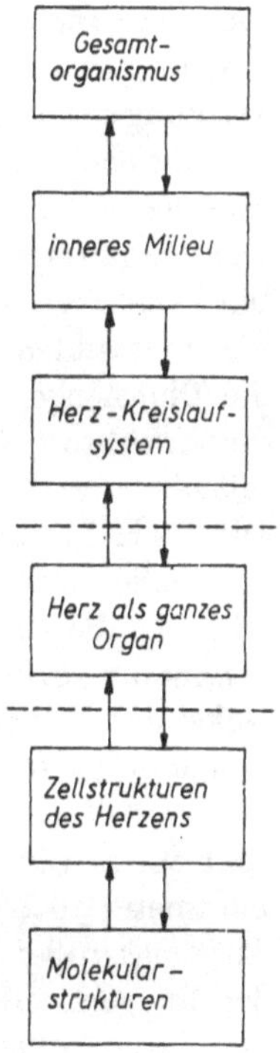


Abb. 4. Unterordnung der „Kompliziertheitsgrade" der Systeme, an denen das Herz beteiligt ist. Für die Modellierung wurde der vierte Grad ausgewählt.

Die von uns ausgewählte „Stufe“ der Regulierung ist das Herz als ganzes Organ mit seinen eigenen Programmen. Diese Programme sind für uns die wichtigsten und gerade mit ihnen muß die vollständige Erforschung der Herzpathologie beginnen.

Der Aufbau eines Funktionsschemas des zu erforschenden Objekts stellt die folgende Etappe dar. Dafür ist eine Hypothese erforderlich. Eine solche Hypothese in qualitativer Darstellung ist in der Physiologie als die Konzeption der hetero- und homeometrischen Regulation bekannt. Es ist wahr, daß in dieser Hypothese viele umstrittene Behauptungen enthalten sind. Einen Teil von ihnen mußten auch wir mit Hilfe der quantitativen Modelle überprüfen.

Vom Gesichtspunkt der experimentellen Analyse komplizierter Objekte sind alle wesentlichen Beziehungen des Herzens zweckentsprechend auf Eingangs- und Ausgangsgrößen verteilt. Zu den Eingangsgrößen gehören folgende hämodynamische Faktoren:

1. Druck am Eingang des rechten Vorhofs
2. Gegendruck am Ausgang des rechten Ventri kels (bzw. Widerstand)
3. Druck am Eingang des linken Vorhofs
4. Druck in der Aorta und in den Mündungen der Koronararterien (bestimmt durch den arteriellen Widerstand)
5. Volumengeschwindigkeit des Blutes, das in den rechten und linken Vorhof einströmt,

die regulierenden Nerveneinflüsse mit
trophischer, inotroper, chronotroper, bathmotroper, dromotroper und tonotroper Wirkung sowie die humoralen Faktoren, insbesondere die hormonellen Einwirkungen, die chemische Zusammensetzung und der physikalisch-chemische Zustand des Koronarblutes.

Die Ausgangsgrößen des Herzens schließen die Quantität der hämodynamischen, biochemischen und nervalen Faktoren nicht weniger ein. Zu ihnen gehören: die vollständige Nutzleistung, die die rechte und linke Herzhälfte entwickeln, die Blutmenge, die durch die rechten und linken Herzventrikel befördert wird, die afferenten Nervenimpulse, die die Information über den Herzzustand vermitteln u. a.

Die Vielzahl der Faktoren ist sogar bei genormten Bedingungen groß und die Kontrolle vieler von ihnen ist so erschwert, daß es keine praktische Möglichkeit gibt, sie alle zu erforschen und ein vollständiges Modell zu erhalten. Wir haben bereits die „Stufe“ — das isolierte Herz — ausgewählt und damit gleichzeitig die lenkenden Wirkungen von Seiten des Nervensystems völlig ausgeklammert. Das humorale System kann man unmöglich ausklammern, da es direkten Einfluß auf die „Stufe“ der Herzzellen, auf die intimen biochemischen Prozesse hat. Folglich sind einige Eingangsgrößen zu stabilisieren, um die Anzahl der veränderlichen Parameter zu begrenzen. Damit man die Zahl der kontrollierten Eingangs- und Ausgangsgrößen noch mehr verringern kann, haben wir das Herz zusammen mit den Lungen isoliert und studierten es unter den Bedingungen eines Herz-Lungen-

Präparates, wie das viele Forscher vor uns getan haben. Danach wurde das Funktionsschema noch mehr vereinfacht und die Zahl der veränderten Ausgangsgrößen auf drei beschränkt (Abb. 5). Das gibt verständlicher Weise nicht das Recht, die Anzahl der stabilisierten Eingangsgrößen zu verringern.

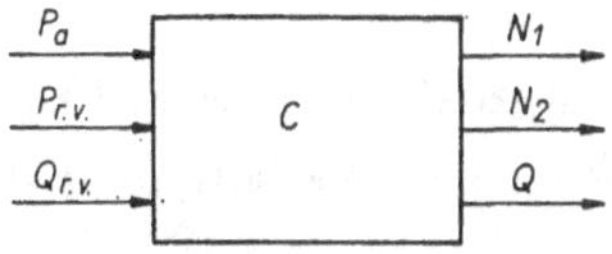


Abb. 5. Funktionsschema des Herzens im Herz-Lungen-Präparat:
$P_a$ — Blutdruck am Ausgang des linken Ventrikels;
$P_{r.v.}$ — Blutdruck am Eingang des rechten Vorhofs;
$Q_{r.v.}$ — Blutzufluß in den rechten Vorhof;
$N_1$ — Vollständige Kontraktionsleistung des linken Ventrikels;
$N_2$ — nützliche mechanische Kontraktionsleistung des linken Ventrikels;
$Q$ — Herzminutenvolumen (vom linken Ventrikel pro Zeiteinheit ausgeworfene Blutmenge)
$C$ — Herz

Als nächste Begrenzung folgte die Auswahl des Typs der Charakteristiken. Wir konzentrierten uns auf die statischen Charakteristiken. Ihre Registrierung ist bedeutend einfacher und der Wert für die Klinik ist völlig ausreichend, da im Organismus gewöhnlich keine sehr schnellen Veränderungen der Einstellung der Herztätigkeit beobachtet werden.

Damit ist die Bestimmung der Schrittgröße der Zeitintervalle für die Messungen im Versuch verbunden. Die Herzfunktion kann für verschiedene Größen, wie die augenblickliche Leistung und das Schlagvolumen, in ihren Sekunden- und Minutenwerten ausgedrückt werden. Das beeinflußt die Bedingungen der Messung und den mathematischen Ausdruck der Resultate. Für die Registrierung statischer Charakteristiken wurden das Herzminutenvolumen und die Kontraktionskraft festgelegt.

Endlich wurde für den Anfang der Arbeit beschlossen, sich mit dem normalen Herzen zu befassen, ohne Pathologie der Klappen o. a. Das bedeutet natürlich nicht, daß wir pathologischen Einstellungen der Arbeit überhaupt ausgewichen sind, sondern nur, daß wir sie bedeutend begrenzt haben.

Nach allen durchgeführten Begrenzungen und Zulassungen, von denen ein bedeutender Teil durch die Bedingungen der Meßtechnik und Datenverarbeitung diktiert wurde, haben wir einen Apparatekomplex und Pläne für die Experimente ausgearbeitet. Ihre Resultate bildeten den Inhalt des vorliegenden Buches.

Wir haben den Kreis der betrachteten Erscheinungen streng begrenzt und werden, wie es richtig ist, nur mit quantitativen experimentellen Daten operieren. Dadurch erklärt sich eine gewisse Trockenheit der Darlegung, die im Vergleich mit halb empirischen Konzeptionen, die leider die moderne Physiologie und Medizin überschwemmen, bevorzugt werden muß.

# 1 DIE METHODIK ZUR ERHEBUNG STATISCHER HERZCHARAKTERISTIKEN AM HERZ-LUNGEN-PRÄPARAT

## Herstellung des Herz-Lungen-Präparates (HLP) und Sicherung eines normalen Herzfunktionszustandes im Verlauf des Experiments

In der vorliegenden Arbeit wird das Verhalten des Herzens bei herrschender Automatie betrachtet. Man nimmt an, daß sich dabei das Herz in einem Zustand der physiologischen Norm befindet — soweit man überhaupt von einer Norm bei den isolierten Organen sprechen kann — und daß es unter normalen Belastungen verglichen mit den im Organismus gewöhnlich auftretenden arbeitet.

Die Aufgabe, ein arbeitsfähiges Herz zu erhalten, ist bei weitem nicht so einfach. Die vieljährige Geschichte der Erforschung des Herz-Lungen-Präparates (HLP), beginnend mit der Arbeit von STARLING (1912—1914) und endend mit den Arbeiten der letzten Jahre (ARESKOG 1962; SHEEHAN u. a. 1964), zeugt von den großen Schwierigkeiten, die mit der Erlangung eines stabil arbeitenden Herzens unter den Bedingungen des HLP verbunden sind. Die Analyse der klassischen Arbeiten von STARLING und Mitarbeitern [157, 158] zeigt, daß eine Entwicklung der Herzschwäche in ihren Versuchen durchaus keine Seltenheit war. In den Versuchen von ARESKOG [65, 66] entwickelte sich die Herzschwäche (Hypodynamie) schon 30 Minuten nach dem Arbeitsbeginn des HLP. Alle Abhängigkeiten, die in den Experimenten mit dem HLP bekommen wurden, reflektieren im wesentlichen den unkontrollierten Einfluß der im Verlauf des Versuches wachsenden Herzschwäche. Das kam natürlich in den Ergebnissen und Schlußfolgerungen der Autoren zum Ausdruck.

Aus dem oben Dargelegten folgt, daß die Stabilisierung des Funktionszustandes des präparierten Herzens die notwendige Voraussetzung für die Erforschung der Arbeit des Herzens unter der Automatie ist. Das wird vor allem durch die Anwendung entsprechender Methoden bei der Herzpräparation, durch eine strenge Standardisierung des Versuchsverlaufes und durch die Sicherung stabiler physikalischer und biochemischer Bedingungen für das Herz-Lungen-Präparat erreicht.

## Auswahl und Vorbereitung der Tiere

Die Autoren uns bekannter Untersuchungen, die unter Anwendung des HLP durchgeführt wurden, schenken der Auswahl und Vorbereitung der Tiere für das Experiment nicht immer die erforderliche Aufmerksamkeit. Unter anderem erfordert die Aufgabe, von Versuch zu Versuch sich wiederholende Daten zu erhalten, außer der Standardisierung des Versuchsablaufes auch die strenge Auswahl der Tiere. Solche Auswahl hat zum Ziel, Präparate mit beispielsweise gleichen Größen und funktionellen Eigenschaften zu erhalten. Die Erfüllung dieser Aufgabe wird in bestimmtem Maße durch die Auslese von Tieren (Hunde) gleichen Geschlechts, Alters, Gewichts und auch durch vorherige Bewertung einiger Ausgangswerte (Elektrokardiogramm, biochemische und klinische Blutanalysen, Reaktion auf Narkotika) erreicht. Alle Tiere müssen gesund sein. Die Mißachtung dieser einfachen Regel kann zum Scheitern des Experiments führen. Als Beispiel kann der erfolglose Versuch der Autoren an einem Hund mit einer bei der Auswahl unbemerkten Hypertrophie des linken Ventrikels dienen, in dem es nicht gelang, eine normale statische Charakteristik zu gewinnen. Hieraus ist die Bedeutung der gründlichen vorherigen Einschätzung des Herzzustandes z. B. durch das EKG offensichtlich.

Alle Experimente der Verfasser wurden an männlichen Mischlingshunden im Alter von 2 bis 5 Jahren und mit einem Gewicht von 15 bis 20 kg durchgeführt. Das Gewicht der Herzen bewegte sich zwischen 145 und 250 Gramm.

Für jeden Versuchshund, der zur Isolierung eines HLP vorgesehen war, wurden vier Hunde zum Blutspenden ausgewählt. Die Verträglichkeit wurde bei allen Hunden kreuzweise, bei allen Blutspendern mit dem Versuchshund und unter sich, überprüft. Das Blut wurde als geeignet bezeichnet, wenn im Verlaufe von 10 min nach der Vermengung des Blutplasmas eines Hundes mit den Erythrozyten eines anderen und umgekehrt keine Agglutination beobachtet wurde. Die Entnahme von Spenderblut erfolgte in einer Menge von 3,5—4 l am Tag des Experiments unter Morphiumnarkose (0,5 ml 1%iger Lösung auf 1 kg Gewicht) und Anwendung örtlicher Anaesthesie. Ein Teil des Blutes (0,5—0,7 l), das für den Ersatz des Blutverlustes während des chirurgischen Eingriffs vorgesehen war, wurde durch Natrium citricum (100 ml 4%ige Natrium citricum-Lösung auf 1 l Blut) konserviert. Das verbleibende Blut diente zum Auffüllen des Systems, das den großen Kreislauf imitierte. Dieses Blut wurde mit Heparin (60 mg Heparin in 50 ml physiologischer Lösung auf 1 l Blut) stabilisiert. Das von drei bis vier Spendern entnommene und gemischte Blut erhielt einen Zusatz von 2,5 ml 40%iger Glukoselösung auf jeden Liter.

Die emotionalen Reaktionen der Hunde bei der Operationslagerung, dem Anbinden, dem Anschluß der Meßabnehmer und der Narkose haben einen ungünstigen Einfluß auf das regulierende System des Herzens und können bedeutende neuro-humorale Veränderungen bis zum Beginn des operativen Eingriffes hervorrufen. So kann sich noch bis zur Thorakotomie der arterielle systolische Druck auf 300 mm Hg erhöhen. Das erschwert die Arbeit der Chirurgen sehr, ganz zu schweigen von dem schädlichen Einfluß auf das Herz selbst. Die Versuchstiere wurden im Verlauf von zwei Wochen zur Verhütung solcher unerwünschten Reaktionen einem Spezialtraining der Operationsbedingungen unterworfen. Sie gewöhnten sich an die Befestigung der EKG-Elektroden, an die Lage auf dem Operationstisch und die venösen Punktionen. An einigen Tagen vor dem Experiment wurde das Ausgangs-EKG nach der Gabe von Morphium (0,5 ml 1%iger Lösung auf 1 kg Gewicht) und Atropin (0,03 mg auf 1 kg) registriert. Dabei wurden die optimalen Dosierungen dieser Präparate für die Durchführung des Hauptexperiments bestimmt. Während der Narkose wurde das Operationsfeld vorbereitet.

## Narkose und künstliche Beatmung

Die Auswahl der Schmerzbetäubung und ihre Durchführung ist sehr wichtig für die chirurgische Isolierung des Herz-Lungen-Präparates. Von einer richtig durchgeführten Narkose hängt im bedeutenden Maße der Erfolg der Isolierung des HLP und der Funktionszustand des Herzens bei seinem Arbeitsbeginn außerhalb des Organismus ab. Das ist besonders zu unterstreichen, da sowohl bei klassischen als auch bei modernen Arbeiten mit dem HLP der Frage der Narkose sehr wenig Aufmerksamkeit geschenkt wird. Die Mehrzahl der Forscher, wie zum Beispiel Areskog (1962), Price und Helrich (1956) wenden bei der Herstellung des HLP die intravenöse Narkose mit Barbituraten in einer Menge von 25–30 mg auf 1 kg Gewicht an. Diese Präparate beeinflussen für die Zeit ihrer Anwendung nicht nur die Hämodynamik dämpfend, sondern haben die Eigenschaft, sich mit den Proteinen des Plasmas zu verbinden. Als Folge können sie auf das Myokard des Herz-Lungen-Präparates Einfluß gewinnen. Unmittelbare Beobachtungen, die am HLP von A. P. Rabiner u. a. 1964–1965 durchgeführt wurden, haben gezeigt, daß die Barbiturate Thiopental und Nembutal direkten hemmenden Einfluß auf das isolierte Herz haben. So rief die Gabe von 150–180 mg Nembutal, das ist weniger als die Hälfte der gewöhnlichen Narkosedosis für Hunde von entsprechendem Gewicht, in das Blut, das im HLP zirkuliert, schon nach 1 Minute eine Verminderung der Druckentwicklung des Herzens und wenige Minuten später seinen völligen Stillstand hervor.

Eine hemmende Wirkung auf das Myokard zeigen auch inhalierte Narkotika, insbesondere Äther und im geringeren Maße Lachgas. Jedoch haben diese Mittel im gegebenen Fall die wertvolle Eigenschaft, daß sie sich verhältnismäßig schnell völlig aus dem Blut entfernen lassen, und ihr Einfluß sich nicht in den Resultaten des Hauptexperiments zeigt.

Als Ergebnis der Narkoseexperimente wurde das folgende Schema der Schmerzbetäubung als günstigstes herausgearbeitet, das die unterschiedlich starke Traumatisierung des Tieres in verschiedenen Etappen der Operation berücksichtigt. Am Tage des Experiments mit dem Hund wurden als Praemedikation Morphin und Atropin in den oben genannten Dosen appliziert. Nach 20 Minuten wurde das Tier in Rückenlage auf den Operationstisch gebunden. Zur Ausschaltung der selbständigen Atmung und um eine Muskelrelaxation zu erreichen, wurden intravenös Lysthenon in einer Dosis von 0,5 mg auf 1 kg Gewicht verabreicht und eine Intubation der Trachea vorgenommen. Die am HLP durchgeführten Forschungen zeigten, daß Lysthenon sogar in großen Dosen keinen unmittelbaren Einfluß auf das Myokard hat. Darauf wurde die kontrollierte künstliche Beatmung in einem halbgeschlossenen System mit einem Gasgemisch von

75% Lachgas und 25% Sauerstoff durchgeführt, was eine oberflächliche Narkose gewährleistet. Deshalb wurden die durchzuführende Tracheotomie und die Manipulationen bei der Freilegung der Oberschenkelgefäße bei zusätzlicher örtlicher Anaesthesie vorgenommen.

Nach der Freilegung der Oberschenkelgefäße wurde an der V. femoralis ein Tropfsystem zur Infusion von Blut und Flüssigkeiten angeschlossen und in die A. femoralis ein Katheter eingeführt, der mit dem Abnehmer eines Elektromanometers für die Messung des arteriellen Druckes verbunden war. Mittels dieses Katheters wurden während des Experiments Blutproben für biochemische Untersuchungen (zur Bestimmung des Blut-pH, der Sauerstoffsättigung des Hämoglobins, der Alkalireserve im Plasma, des Hämatokritwertes, der Kalium- und Natriumionenkonzentration im Plasma) entnommen. Die Katheter wurden mit Heparin (60 mg in 1 l physiologische Kochsalzlösung) gefüllt, um der Blutgerinnung vorzubeugen.

Beim Durchtrennen der weichen Gewebe des Brustkorbs und dem Erweitern der Operationswunde entsteht eine verstärkte Schmerzauslösung, weswegen man eine sehr tiefe Narkose braucht. In dieser Operationsetappe wurde eine kombinierte Äther-Sauerstoff-Lachgasnarkose durchgeführt. Die Menge des Äthers wurde allmählich bis zum Eintreten des dritten Narkosestadiums vergrößert.

Nach Erweiterung der Wunde wurde die Äthergabe abgebrochen. Damit der Äther bis zum Beginn der Untersuchungen am HLP vollständig aus dem Blut ausgeschieden werden konnte, wurden alle weiteren chirurgischen Maßnahmen bis zur vollständigen Isolierung des HLP unter Sauerstoff-Lachgasgemischnarkose vorgenommen.

Die künstliche Beatmung erfolgte nach Tracheotomie manuell bei strenger Kontrolle von Atemfrequenz und Druck in den zuführenden Atmungswegen am Pneumogramm auf dem Bildschirm eines Oszillographen. Das gesamte Volumen des Gasgemisches beim Gebrauch eines halbgeschlossenen Systems betrug 6 l in 1 Minute, die Atemfrequenz 18 Atemzüge in 1 Minute bei einem Druck von 180 mm Wassersäule am Eingang und 0 mm Wassersäule am Ausgang. Eine derartige Durchführung der künstlichen Beatmung gewährleistet im Laufe der ganzen Operation, die etwa drei Stunden dauert, eine Sauerstoffsättigung des arteriellen Blutes in den Grenzen von 90—96%, einen pH des Blutes von 7,35 bis 7,45 und ein Niveau der Alkalireserve von 40—58 $cm^3$ $CO_2$. Um der Entwicklung von Atelektasen vorzubeugen und die schon entstandenen zu entfalten, wurden die Lungen periodisch unter verstärktem Druck aufgebläht.

## Die chirurgische Isolierung des HLP und der Anschluß an den künstlichen großen Kreislauf

Der Erfolg eines jeden Experimentes am isolierten Herzen hängt in bedeutendem Maße von der Sorgfalt der chirurgischen Abtrennung des HLP ab. Eine atraumatische, so kurz wie möglich und mit einem minimalen Blutverlust durchgeführte

Operation bedingt die gute Funktionsfähigkeit des Herz-Lungen-Präparates. Außerdem ist für das Erlangen von wiederholbaren Resultaten eine maximale Standardisierung der in der weiteren Arbeit mit dem HLP notwendigen operativen Eingriffe erforderlich.
Die Operation zur Isolierung des HLP besteht aus vier Etappen:

1. Durchführung einer breiten zweiseitigen Thorakothomie entlang des 5. Intercostalraumes bis zur hinteren Axillarlinie. Das Sternum wird durchtrennt. Infolgedessen entsteht eine breite Wunde, die einen guten Zutritt zu allen notwendigen anatomischen Gebilden gewährleistet. Bei dem Durchtrennen der weichen Gewebe wird die Elektrokoagulation angewendet, um eine möglichst gute Blutstillung zu erreichen.

2. Infiltration von Novocain (40 ml einer 0,5%igen Lösung) nach Erweiterung der Wunde in den oberen Teil des vorderen Mediastinums (vagosympathische Blockade). Danach werden alle Nervenstämme zusammen mit dem Gewebe des vorderen oberen Mediastinums durchschnitten. Gleichzeitig werden V. cava superior, Truncus brachiocephalicus und A. subclavia sinistra mobilisiert und auf einen Haken gelegt. Das Gewebe des oberen Mediastinums hinter der Trachea wird zwischen den Ligaturen mit einer Elektroschlinge durchtrennt, so daß auf einer Spanne von 3 cm im oberen Mediastinum nur die genannten Gefäße, die Trachea, der Ösophagus, der Duktus thoracicus und der N. vagus zurückbleiben. Diese und alle weiteren Manipulationen werden sorgfältig unter minimaler Traumatisierung und bester Blutstillung ausgeführt. Besondere Aufmerksamkeit wird der Blutstillung an der Perikardoberfläche und den Geweben, die in dem HLP bleiben, gewidmet.
Danach wird die Vena azygos durchschnitten. Durch den verbleibenden herznahen Stumpf von 2 bis 3 cm wird ein Katheter zur Druckmessung in den rechten Herzvorhof eingeführt. Die Mediastinalpleura wird rechts breit durchtrennt, die hintere Fläche des HLP an der Grenze zwischen der Trachea, den Lungenvenen, dem Perikard und den tiefer liegenden Geweben, den Ösophagus inbegriffen, abgeschnitten. Diese Etappe setzt die meisten direkten Gewebsschäden. Sie wird deshalb bei ununterbrochener Beobachtung der Höhe des arteriellen Druckes auf dem Bildschirm eines Oszilloskops durchgeführt. Sinkt der arterielle Blutdruck auf 60 mm Hg ab, so wird die Operation vollständig unterbrochen und die Wiederherstellung des Blutdruckes abgewartet. Erst 1 bis 2 Minuten danach erfolgt die Fortsetzung der Operation.
Nach Abtrennung der hinteren Fläche des HLP rechts wird die Mediastinalpleura links durchschnitten und die völlige Abtrennung der hinteren Fläche des Herz-Lungen-Präparates nach dem gleichen Vorgehen abgeschlossen. An dem Haken wird der Anfangsteil der Aorta descendens fixiert, die bis zu den ersten Intercostalarterien freipräpariert ist. Zum Schluß wird der linke Ast der Lungenarterie auf einer möglichst großen Strecke mobilisiert, um in ihr die folgenden Druckmessungen durchzuführen. Damit ist die Vorbereitung des HLP abgeschlossen. Eine Pause von 10 Minuten („Periode der Blutstillung") schließt sich an, in der

die bei dem traumatisierenden Vorgehen im Laufe der Operation entstandenen hämodynamischen und biochemischen Veränderungen beseitigt, die endgültige Bilanz des Blutverlustes gezogen, sein Ersatz gesichert und die Vollständigkeit der Blutstillung überprüft werden.

3. Nach Beendigung der „Periode der Blutstillung“ wird dem Tier i. v. Heparin 3 mg pro kg Körpergewicht in 10 ml physiologischer Kochsalzlösung injiziert, und anschließend werden Katheter eingelegt, um die notwendigen Blutdruckmessungen in den verschiedenen Abschnitten des Herz-Kreislaufsystems durchzuführen. Der erste Katheter wird durch den Stumpf der V. azygos in den rechten Vorhof geführt und mit dem Abnehmer eines Elektromanometers verbunden. Ein anderer, der bisher in der A. femoralis lag, wird herausgezogen, nach Durchtrennung in die linke A. subclavia eingeführt und mit dem Abnehmer eines anderen Elektromanometers verbunden. In den durchtrennten linken Ast der Lungenarterie wird ein Dreiwegesystem so eingebunden, daß durch seinen geraden Kanal der Blutstrom in der Lungenarterie fließt. Die seitliche Ableitung wird über einen Katheter mit dem Abnehmer eines der Elektromanometer verbunden. Das Perikard wird hinter dem linken Herzrohr aufgeschnitten und das Herzrohr durch diesen Schnitt herausgeführt. Durch einen Einschnitt in dem Herzrohr wird in

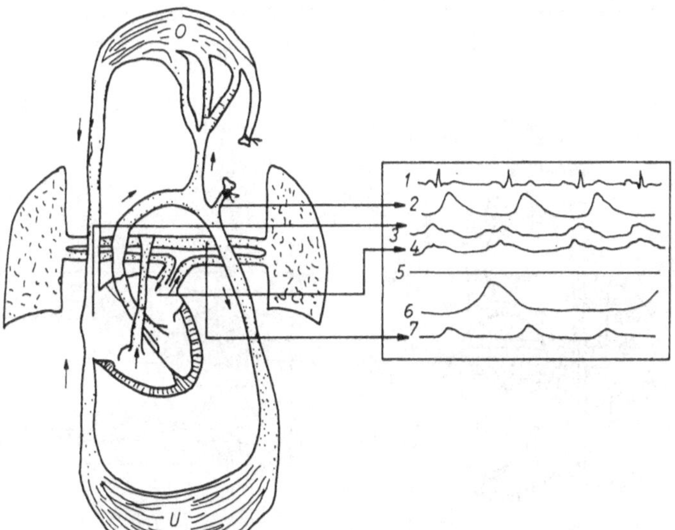


Abb. 6. Schema der chirurgischen Eingriffe und der Kontrolle der Hämodynamik bei Abtrennung des HLP (bis zur Zuschaltung des künstlichen großen Kreislaufes):
O — Gefäßsystem der oberen Hohlvene;
U — Gefäßsystem der unteren Hohlvene. Registrierte Kennziffern: 1 — EKG; 2 — Druck in der Aorta; 3 — Druck im rechten Vorhof; 4 — Druck im linken Vorhof; 5 — Auswurf; 6 — Pneumogramm; 7 — Druck in der Lungenarterie.

den linken Vorhof ein gleichfalls mit dem Abnehmer eines Elektromanometers verbundener Katheter eingeführt. So kann der Druck am Ein- und Ausgang jeder Herzhälfte kontrolliert werden (Abb. 6).
Nach Überprüfung der Lage der Abnehmer und der Aufzeichnung aller kontrollierten Parameter wird das Herz allmählich auf das künstliche System umgeschaltet, das vorher mit Spenderblut aufgefüllt wurde. Die Hauptbedingung dabei ist, keine Unterbrechung des Blutstromes zuzulassen und die Blutzirkulation im Kopf des Tieres bis zum letzten Moment zu erhalten. Diese Manipulationen sind die entscheidenden und müssen äußerst genau durchgeführt werden.

4. Es folgt das Abklemmen der unteren Hohlvene bei ununterbrochener Kontrolle der hämodynamischen Kennwerte durch langsame Registrierung auf einem Papierstreifen und visuelle Kontrolle des arteriellen Drucks auf dem Bildschirm eines Oszilloskops. Wenn der arterielle Druck sich zu verringern beginnt, wird die Aorta mit einer Klemme geschlossen. Die Klemmen waren rechtzeitig an die Gefäße gelegt worden. Danach läuft der Kreislauf im System der oberen Hohlvene. Die Aorta wird bei den ersten Intercostalarterien durchschnitten. An ihrem proximalen Abschnitt wird das Endstück des „arteriellen" Schlauchsystems befestigt, das den künstlichen großen Kreislauf bildet (Abb. 7).
Die untere Hohlvene wird mit einer weiteren Klemme an ihrer Mündung abgeklemmt und die Vene wird durchtrennt. In sie wird das Endstück des „venösen" Schlauchsystems des künstlichen großen Kreislaufs eingeführt. Der Anordnung

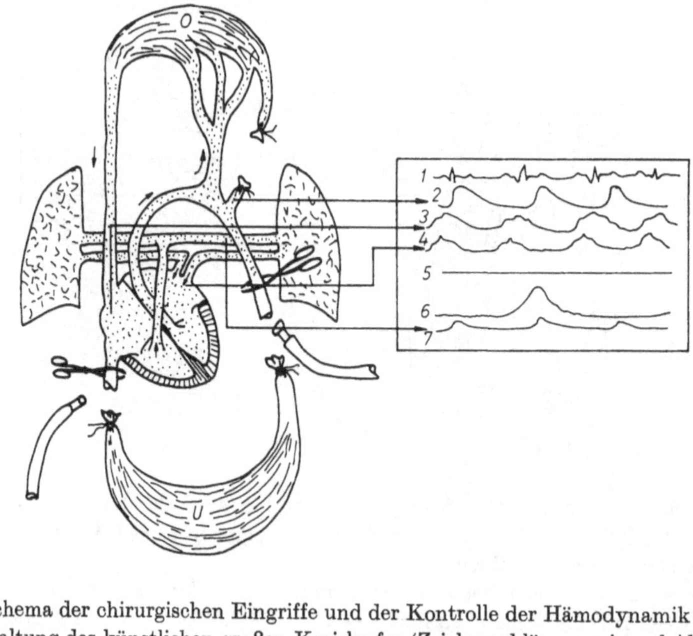


Abb. 7. Schema der chirurgischen Eingriffe und der Kontrolle der Hämodynamik im Moment der Zuschaltung des künstlichen großen Kreislaufes (Zeichenerklärung wie auf Abb. 6).

des Endstückes ist für die Erhaltung eines stabilen Blutzuflusses besondere Aufmerksamkeit zu widmen. Das venöse Reservoir wird auf die erforderliche Höhe eingestellt. Vom proximalen Abschnitt der unteren V. cava wird die Klemme abgenommen und dadurch der Zufluß aus dem System zum Herzen geöffnet. Nach Umschalten der Herzarbeit auf das System werden Trunkus brachiocephalicus und obere V. cava unterbunden und durchschnitten. Jedoch befindet sich das vom Organismus isolierte Tierherz noch in der Brusthöhle (Abb. 8). Daraufhin wird das HLP in eine thermostatierte Kammer überführt, auf deren Boden das

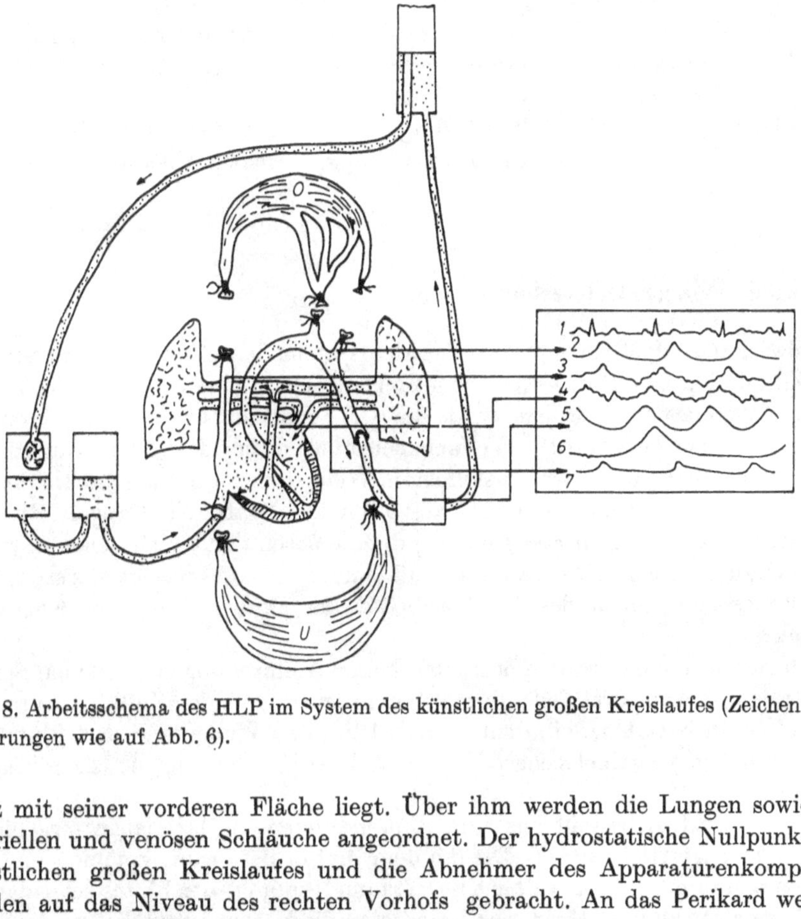


Abb. 8. Arbeitsschema des HLP im System des künstlichen großen Kreislaufes (Zeichenerklärungen wie auf Abb. 6).

Herz mit seiner vorderen Fläche liegt. Über ihm werden die Lungen sowie die arteriellen und venösen Schläuche angeordnet. Der hydrostatische Nullpunkt des künstlichen großen Kreislaufes und die Abnehmer des Apparaturenkomplexes werden auf das Niveau des rechten Vorhofs gebracht. An das Perikard werden über den beiden Vorhöfen und Ventrikeln die Elektroden zur Registrierung des Elektrokardiogramms angeklemmt. Die Kammer wird mit einem Deckel abgeschlossen. Nach der Stabilisierungsperiode beginnt die eigentliche Erforschung des unter Automatie spontan schlagenden Herzens.

Man kann also zu den wesentlichsten Gesichtspunkten dieser Etappe des Experiments zählen:

1. Die Beachtung einer sorgfältigen Blutstillung, besonders bei Abtrennung der hinteren Herzoberfläche.
2. Die behutsame Behandlung des Herzmuskels.
3. Die richtige Denervierung des Herzens, d. h. gleichzeitige Beseitigung des Einflusses der sympathischen und parasympathischen Nerven, damit das Herz bei seiner Abtrennung keinem überwiegendem Einfluß von einem dieser beiden unterliegt.
4. Die Gewährleistung des ununterbrochenen Blutstromes und Erhaltung einer normalen Herzfunktion bei den Manipulationen an den Hauptgefäßen sowie beim Einschalten des künstlichen großen Kreislaufsystems an das Herz. Im Falle eines systolischen arteriellen Blutdrucksturzes bis 60 mm Hg und niedriger ist es notwendig, die Operation zu unterbrechen und dafür zu sorgen, daß der Druckabfall nicht über eine Minute dauert.

Bei Beachtung aller aufgezählten Bedingungen kann man ein gutes Herz-Lungen-Präparat erhalten, das für die Registrierung normaler Kennwerte der Herztätigkeit geeignet ist.

## Das künstliche große Kreislaufsystem

Der Zweck des künstlichen großen Kreislaufsystems besteht in der Sicherstellung der Zirkulation des Blutes, das vom Herzen gepumpt wird, in der Erhaltung fester Temperaturverhältnisse sowie in der Schaffung zweier Arten von Belastungen: einer einstellbaren Volumenbelastung durch dosierten Blutzufluß in das rechte Herz und einer einstellbaren Widerstandsbelastung durch dosierte Widerstandsveränderungen am Ausgang des linken Ventrikels. Dabei ist die Möglichkeit der gegenseitigen Beeinflussung der „venösen" und „arteriellen" Systemteile auszuschließen. Das System muß außerdem die Standardisierung der Erhaltungsbedingungen des HLP während der Untersuchung der Kennwerte vorsehen.

In Übereinstimmung mit den gestellten hohen Anforderungen wurde ein System konstruiert, das aus drei Teilen besteht: dem „venösen", den Zufluß zum rechten Vorhof garantierenden Teil, dem „arteriellen", den Widerstand und Blutabfluß aus dem linken Ventrikel sichernden Teil und der Kammer für die Unterbringung des HLP.

Das ganze System besteht aus zum Blut indifferenten Materialien (organisches Glas, Taigon, rostfreier Stahl). Die mit dem Blut in Berührung kommenden Oberflächen sind sorgfältig poliert, um eine „Traumatisierung" des Blutes bei andauernder Zirkulation zu vermeiden. Die Reservoire, die Kammer und die verbindenden Hauptleitungen des Systems sind aus durchsichtigen Materialien zur Beobachtung der Bluthöhe angefertigt.

Feste Temperaturverhältnisse werden durch einen in die Blutzirkulation in Reihe geschalteten Wärmeaustauscher und durch eine Spezialkonstruktion der Reservoire und der Kammer gewährleistet. Diese Elemente sind mit doppelten Wandungen ausgestattet, zwischen denen durch Ultrathermostate gepumptes Wasser zirkuliert.

Die Gesamtansicht und das Schema des Systems sind auf Abb. 9 und 10 zu sehen. Das Herz-Lungen-Präparat (Abb. 9) ist in der Kammer (5) untergebracht. Die Aorta und die untere Hohlvene sind durch Taigonschläuche mit den entsprechenden Glasgefäßen des Systems verbunden. Die Trachea ist an den Respirator an-

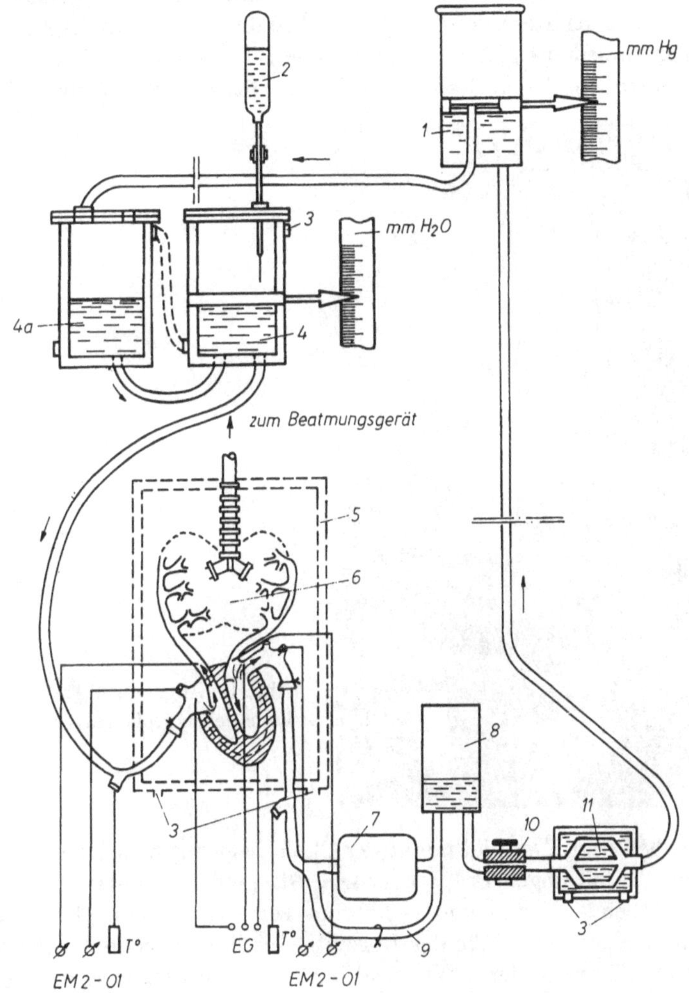


Abb. 9. Schema des künstlichen großen Kreislaufs.
1 — arterielles Reservoir; 2 — Gefäß für die tropfenweise Zugabe von Adrenalinlösung; 3 — Ausgänge zum Ultrathermostaten; 4 und 4a — venöse Reservoire (Haupt- und Depotreservoir); 5 — Kammer für das Präparat; 6 — Herz-Lungen-Präparat; 7 — Abnehmer des elektromagnetischen Durchflußmessers; 8 — Windkessel; 9 — Nebenschlußleitung am Durchflußmesser; 10 — Klemme zur Einstellung des Widerstandes; 11 — Wärmeaustauscher.

geschlossen. Für alle Hauptschläuche und Katheter von den Abnehmern der kontrollierenden und registrierenden Apparaturen sind in der Kammer Öffnungen und Klemmen zur Befestigung vorgesehen.

Der Blutzufluß in den linken Vorhof wird durch das „venöse" System ermöglicht. Es besteht aus zwei miteinander verbundenen Reservoiren, dem Hauptreservoir (4) und dem Depot (4a). Im Hauptglasgefäß sind 300 ml Blut enthalten. Die Beständigkeit dieser Menge wird durch die Anordnung des Depotgefäßes gesichert. Der Durchmesser der Reservoire ist groß – 110 mm –, so daß die Schwankungen in ihnen sich unbedeutend auf die Höhe der Blutsäule auswirken. Beide Gläser werden an einem speziellen Ständer (Abb. 10) mit einer Skala, die Millimetereinteilung hat, befestigt.

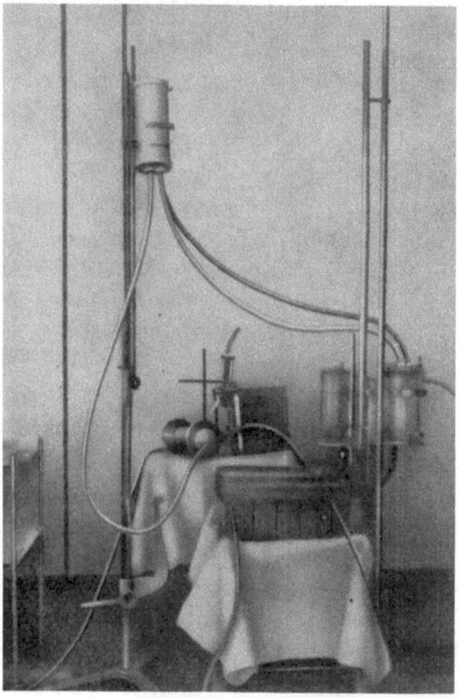

Abb. 10. Allgemeine Ansicht des künstlichen großen Kreislaufs.

Der Nullpunkt der Skala liegt auf dem Niveau des rechten Vorhofs des Herz-Lungen-Präparats. Die Glasgefäße können in der Höhe in Grenzen zwischen $-20$ mm und $+700$ mm versetzt werden. Dadurch wird die Möglichkeit erreicht, die Größe des Blutzuflusses in den rechten Vorhof in einem breiten Bereich zu verändern. Während der Arbeit des HLP wird in das Hauptglasgefäß Adrenalin mit einer Geschwindigkeit von 3 $\gamma$/min zugeführt. Die Kontrolle der Temperatur des in das Herz fließenden Blutes führt ein Abnehmer eines Elektrothermometers aus, der in den „venösen" Hauptschlauch eingebaut und vom Herzen 5 cm entfernt ist.

Das aus dem „venösen" System in den rechten Vorhof einfließende Blut durchläuft den rechten Ventrikel und die Lungengefäße und wird vom linken Herz in

das „arterielle“ System gedrückt. Dieses System besteht aus dem Reservoir 1, das auf einem Ständer mit einer in mm Hg graduierten Skala befestigt ist. Die Positionshöhe des Reservoirs über dem Herzen kann so geändert werden, daß eine hydrostatische Belastung in den Grenzen von 0 mm bis 140 mm Hg geschaffen wird. Die Möglichkeit zu einer weiteren Vergrößerung des arteriellen Widerstandes ist mit Hilfe einer Schraubenklemme am Hauptschlauch vorgesehen.
Das Blut tritt in das „arterielle“ Reservoir unter dem Blutspiegel ein, dessen Beständigkeit das Abflußsystem garantiert. Dieses Abflußsystem ist ein Röhrchen, das von unten 10 cm in das Glasgefäß hineinragt und sich mit dem Abflußschlauch verbindet.
Zu dem „arteriellen“ System gehören der Abnehmer des elektromagnetischen Durchflußmessers (7), der Windkessel (8) für die Nachahmung der elastischen Aorteneigenschaften, die Schraubenklemme (10) zur Schaffung zusätzlichen Widerstandes und ein Wärmeaustauscher vom Röhrentyp (11).
Durch den Abflußschlauch fließt das Blut aus dem „arteriellen“ Glasgefäß in das „venöse“ Depotgefäß. In der Mehrzahl der Versuche geschieht das durch Überlauf. Bei der Untersuchung kleiner arterieller Belastungen, wenn das „arterielle“ Glasgefäß niedrig befestigt ist, wird das Blut mit einer Rollenpumpe gepumpt. Das Blut kann schäumen, wenn es in das „venöse“ Reservoir gepumpt wird. Für die Beseitigung des sich vor dem Eingang des „venösen“ Depots bildenden Schaumes wird als schaumbeseitigende Vorrichtung ein Kapronfilter mit Polyäthylenspänen, bedeckt mit dem Schaumbeseitiger „Antifomsilan“, eingeschaltet. Die Oberfläche der Reservoire wird ebenfalls mit dem Schaumbeseitiger bedeckt.
Das „arterielle“ und das „venöse“ Reservoir des Systems stehen mit der Außenluft in Verbindung. Das gewährleistet die Unabhängigkeit der arteriellen und venösen Belastungen voneinander.
Bei der Arbeit mit dem HLP wird eine ununterbrochene Kontrolle des in ihm zirkulierenden Blutvolumens durchgeführt. Bei Notwendigkeit, z. B. bei Blutungen oder Lungenödem, werden kleine Mengen Spenderblut zugegeben.

## Physikalische und chemische Stabilisierung des HLP

Die physikalische Stabilisierung schließt in sich die Schaffung der richtigen Temperaturverhältnisse ein. Die Temperatur des Blutes, das zum Herzen des Hundes fließt, schwankt in der Norm zwischen 37,5 °C und 38 °C. Jedoch ist diese Temperatur, wie die Forschungen am HLP zeigen, für das isolierte Herz nicht immer optimal. Die Frage nach dem Temperaturoptimum ist für das HLP sehr kompliziert. Die Angaben zu dieser Frage sind in der Literatur überaus verschieden (siehe Kap. IV).
Ein größerer Teil der Versuche wurde bei einer Bluttemperatur von $33 \pm 0{,}5$ °C durchgeführt, d. h. unter den Bedingungen einer leichten Hypothermie. Bei 17 Experimenten wurde die Bluttemperatur in den Grenzen von 37 °C bis 38 °C gehalten. Der Vergleich der Herzcharakteristiken, die in dem ersten und zweiten

Temperaturbereich erhalten wurden, zeigt, daß bei gutem Herzfunktionszustand die Aufzeichnungen von Blutströmung und Arbeitsleistung des Herzens ungeachtet der unterschiedlichen Häufigkeit der Herzkontraktionen (150 bis 190 Schläge/Minute bei 37° bis 38 °C und 90 bis 140 Schläge/Minute bei 33 °C) praktisch gleich sind. Gleichzeitig haben wir bei einigen Versuchen mit schlechtem Funktionszustand des Präparates beobachtet, daß die Verringerung der Bluttemperatur auf 33 °C sich günstig auf die Herztätigkeit unter den Bedingungen des HLP auswirkt und sie sogar stabilisieren kann. Wir wählten die Bluttemperatur mit Rücksicht auf diese beschriebenen Befunde und auch deswegen aus, weil die Unterhaltung einer kontinuierlichen Temperatur von 33 °C bedeutend einfacher ist.

Für die normale Herztätigkeit im Laufe des ganzen Experiments ist es notwendig, daß die hauptsächlichen biochemischen Konstanten des in dem HLP zirkulierenden Blutes sich auf dem entsprechenden Niveau befinden. Zu diesen Konstanten gehören die Partialdrücke von Sauerstoff und $CO_2$, der pH-Wert des Blutes, das Verhältnis zwischen den Erythrozyten und dem Plasma (der Hämatokritwert), der Kalium- und Natrium-Ionengehalt, die Konzentration der Katecholamine (Adrenalin und Noradrenalin) und die Alkalireserve im Plasma.

Der gut durchgeführte operative Eingriff und die gute Narkose bei der Isolierung des HLP rufen keine bedeutenden biochemischen Veränderungen hervor. Die Gefahr ihres Auftretens wächst steil während der Umschaltung der Arbeit des isolierten Herzens auf das künstliche System des großen Kreislaufs an. Die Ursachen sind folgende:

1. Die Hämolyse des Blutes des Versuchstieres durch das Spenderblut.

2. Das Auftreten eines $CO_2$-Defizits im Blut bei Lungenventilation mit Außenluft oder Sauerstoff, weil sich im HLP außerhalb des Organismus sehr wenig $CO_2$ bildet. Die ungenügende Menge des sich entwickelnden Kohlendioxyds kann seine normale Spannung in der Alveolarluft und in dem arteriellen Blut nicht gewährleisten, was zu einer schnellen Entwicklung einer respiratorischen Alkalose mit Erhöhung des pH auf 7,65 bis 7,9 und Verringerung der Alkalireserven auf 12 bis 9 ml $CO_2$ auf 100 ml Plasma führt. Der Verlust von Kohlendioxyd entsteht teilweise auch in den Gefäßen des künstlichen Systems, das den großen Kreislauf ersetzt [65]. Folglich kommt es bei der Ventilation von Außenluft oder Sauerstoff während der Arbeit mit dem HLP zum Entstehen einer starken Störung des Säuren-Basen-Gleichgewichtes in Form einer respiratorischen Alkalose. Es ist auch die Entwicklung anderer Arten von Störungen des Säuren-Basen-Haushaltes, wie zum Beispiel einer respiratorischen Azidose bei der Entstehung eines Lungenödems (Price, Helrich, 1965) und einer metabolischen Azidose bei der Anhäufung nicht oxydierter Stoffwechselprodukte (Areskog, 1962) möglich. Jedoch treten diese Störungen nicht immer und nur in den späteren Arbeitsstadien des HLP (bei Areskog nach 2 h) auf. Wahrscheinlich ist, daß sie als Folge der Hauptstörung der respiratorischen Alkalose vorkommen.

3. Die Entstehung einer Hämolyse bei längerer Arbeit des HLP.

4. Die nicht ausgeschlossene Möglichkeit der Ansammlung von stickstoffhaltigen Endprodukten des Eiweißstoffwechsels im zirkulierenden Blut.

5. Die Einstellung der Bildung natürlicher Stimulatoren für die Herztätigkeit, der Katecholamine (Adrenalin und Noradrenalin), was zu einer allmählichen Verringerung ihrer Konzentration im Blut führt.

Einige der aufgezählten Abweichungen haben keine praktische Bedeutung, da sie gering sind und nicht über die Fehlergrenzen der entsprechenden Methoden hinausgehen. Die Experimente haben gezeigt, daß bei der Arbeit mit dem HLP im Laufe von vier Stunden keine bemerkbaren Veränderungen der Elektrolytkonzentrationen (Kalium und Natrium), Rest-N und Glukose entstehen. Abweichungen in der Konzentration dieser Substanzen haben die Abweichungen zwischen den Resultaten paralleler Proben am Anfang und am Ende der Arbeit des HLP nicht überschritten.

Das wichtigste bei der biochemischen Stabilisierung ist die Aufrechterhaltung des Säure-Basen-Gleichgewichtes und der Konzentration der Katecholamine im Blut.

In der Literatur gibt es keine ausreichenden Hinweise zur Frage der biochemischen Stabilisierung des HLP. In den klassischen Arbeiten von Starling wird diese Frage fast nicht berührt. Nur in den Arbeiten der letzten Jahre (Price, Helrich, 1956; Areskog, 1962) werden Versuche zur Stabilisierung einiger biochemischer Kennziffern, insbesondere pH des Blutes und Gehalt der Katecholamine, gemacht.

Entsprechend der Henderson-Hasselbalch-Gleichung ist das Blut-pH die Funktion des Verhältnisses der Konzentrationen des gebundenen und des freien Kohlendioxyds.

$$pH = 6{,}1 + \log \frac{CO_3H^- \text{ Vol.\%}}{CO_2 \text{ Vol.\%}}$$

Im HLP, wo sich Kohlendioxyd auf natürlichem Wege praktisch nicht bildet, wird sein Partialdruck im Blut fast völlig durch die $CO_2$-Konzentration des die Lungen ventilierenden Gasgemisches bestimmt. In den Experimenten von Areskog (1962) wurde die folgende Abhängigkeit zwischen dem prozentualen Gehalt des Kohlendioxyds im Gasgemisch und dem Blut-pH des HLP erhalten:

| | | | | | | |
|---|---|---|---|---|---|---|
| $CO_2$ % | 0,0 | 1,6 | 2,7 | 4,0 | 5,5 | 6,5 |
| pH | 7,7 | 7,5 | 7,4 | 7,3 | 7,2 | 7,15 |

Aus dieser Abhängigkeit ist ersichtlich, daß in den genannten Versuchen für die Aufrechterhaltung eines normalen pH von 7,4 zu dem Gasgemisch 2,7% $CO_2$ gegeben werden müssen. Die Angaben anderer Autoren befinden sich im Widerspruch mit dieser Schlußfolgerung. Nahas, Cavert (1957) hielten das pH auf einer Höhe von 7,4, indem sie 5% Kohlendioxyd mit dem Gasgemisch verabreichten. Price, Helrich (1956) gaben bis zu 6% $CO_2$.

In unseren Experimenten wurde diejenige $CO_2$-Konzentration des Gasgemisches, die das normale pH aufrechterhält, durch Versuche ausgewählt. Sie betrug 3,5%. Vom Moment der Umschaltung der Herztätigkeit auf das künstliche System des großen Kreislaufes an wurde die künstliche Beatmung durch ein halboffenes System durchgeführt. Die ausgeatmete Luft wurde mit Hilfe eines die Eingangsöffnung verschließenden und die Ausgangsöffnung freigebenden Ventils nach außen abgegeben. Das Gasgemisch wurde aus einem Volumenbehälter von 10 l unter einem Druck von 200 mm $H_2O$ entnommen. Die Atmungsfrequenz betrug 9 mal in der Minute. Die Kurven des Pneumogramms wurden wie in der Periode der chirurgischen Isolierung des HLP auf einem Oszilloskop beobachtet.

Die biochemische Kontrolle bestand in der periodischen, alle 20 Minuten vorgenommenen Bestimmung des Blut-pH, der Alkalireserve des Plasmas, des Prozentsatzes von Oxyhämoglobin, des Hämatokritwertes und der Kalium- und Natriumkonzentration im Plasma.

Die angewandte Methodik der Lungenventilation schafft die Möglichkeit, für die Zeit von 3—5 Stunden Arbeit des HLP eine Stabilisierung der grundlegenden biochemischen Blutparameter zu erreichen. Die Abweichung des Blut-pH im HLP vom pH des Hundeblutes am Anfang der Operation liegt mit einer Wahrscheinlichkeit von 0,95 in den Grenzen des zulässigen Intervalls (0,05; 0,10). Während der Arbeit des HLP hält sich das pH konstant auf $7{,}42 \pm 0{,}04$ (die mittlere Quadratabweichung überschritt nicht den Meßfehler von 0,04 pH). Die Alkalireserven des Blutplasmas im HLP verringerten sich im Vergleich zu den Alkalireserven des Hundeblutes. Die Abweichungswahrscheinlichkeit nähert sich 1. Sie befanden sich nach einer Zeitspanne von 3—4 Stunden Arbeit des Präparates auf einem Niveau von $23{,}7 \pm 4$ $cm^3$ $CO_2$. Der wahrscheinliche Unterschied zwischen den Proben nach 15 Minuten und 3 Stunden nach dem Arbeitsanfang des HLP ist kleiner als 0,5. Die mittlere Quadratabweichung des prozentualen Gehaltes an Oxyhämoglobin, das durch die Streuung der Daten von vier Messungen im Verlaufe des Versuches bewertet wurde, überschreitet mit einer Wahrscheinlichkeit von 0,95 nicht 1,4%, was in den Fehlergrenzen der Messung von 2% liegt. Der Prozentsatz des Oxyhämoglobins im Blut des HLP beträgt $96 \pm 2\%$.

Die zweite wesentliche Seite der biochemischen Stabilisierung des HLP besteht in der künstlichen Unterhaltung des optimalen Niveaus der Katecholamine im Blut.

Die Notwendigkeit Adrenalin hinzuzufügen wird dadurch hervorgerufen, daß nach der Isolierung des HLP vom Organismus die Bildung natürlicher Stimulatoren der Herztätigkeit — Adrenalin und Noradrenalin — unterbrochen wird. Das führt zur allmählichen Verringerung ihrer Konzentration im Blut und folglich zum Absinken der kontraktilen Myokardfunktion.

In der Literatur gibt es nur vereinzelte Hinweise über die Wirkung der Katecholamine auf das HLP (Areskog 1962; Price, Helrich 1956). Die Forscher wählen in der Regel die notwendige Adrenalindosis empirisch aus, die in das zirkulierende Blut hineingegeben wird, um den Herztonus zu unterstützen. Die Hauptschwierigkeit besteht darin, daß zur Zeit keine schnellen Methoden zur Konzentrationsbestimmung der Katecholamine im Blut existieren. Die Bestimmung ihrer Konzentration verlangt einige Stunden und besteht aus einer Reihe komplizierter Untersuchungen, die während des ganzen Versuchs andauern. Wie die Adrenalindosis, so ist auch die Art ihrer Applikation (einmalig, ununterbrochen, mit Berechnung und ohne Berechnung des Körper- oder Herzgewichtes) bei den verschiedenen Autoren verschieden.

In unseren Experimenten wurde eine Adrenalinlösung ununterbrochen in das venöse Reservoir des Präparates in Dosierung von 3 $\gamma$ Adrenalin/min appliziert. Das entspricht annähernd 1 $\gamma$/min auf 1 l Blut. Diese Dosis hat die Frequenz der Herzkontraktionen und den Funktionszustand des Myokards im Versuchsablauf gut stabilisiert. Die Stabilisierung des funktionellen Myokardzustands wurde nach der Fähigkeit des Herzens im HLP beurteilt, bei Wiederholung bestimmter Ausgangswerte des venösen und arteriellen Druckes immer wieder denselben Auswurf zu leisten

Das System für die Einführung des Adrenalins bestand aus einem Glasgefäß mit einem von ihm wegführenden Polyäthylenschlauch, dessen Lumen durch eine Schraubenklemme reguliert wurde. Auf das Ende des Schlauches wurde eine feine Kanüle aufgesetzt. Das Gefäß wurde mit einer Adrenalinlösung (6 $\gamma$ in 1 ml physiologischer Lösung) gefüllt, die mit einer Geschwindigkeit von 40 $\pm$ 2 Tropfen (0,5 ml) in 1 min ausfloß. Das entspricht einer ununterbrochenen Dosis von 3$\gamma$/min. Die Einführung des Adrenalins begann mit dem Anfang der stabilisierenden Periode der HLP-Arbeit.

## Die Registrierung statischer Kenngrößen der Herztätigkeit am HLP

### Die kontrollierten Parameter und der Komplex der kontrollierenden und registrierenden Apparatur

Die Auswahl der zu kontrollierenden Parameter wird durch die wesentlichen funktionellen Verbindungen des in Automatie spontan schlagenden Herzens (siehe Abb. 5) bestimmt.

In den Experimenten zur Gewinnung statischer Charakteristiken wurden folgende Kennziffern ununterbrochen registriert.

1. Die Blutströmungsgeschwindigkeit als Volumengeschwindigkeit des Blutstromes in der Aorta — mit Mittelwert (Q) und momentanem Wert (q).
2. Der mittlere ($P_{r.v.}$) und momentane ($p_{r.v.}$) Druck im rechten Vorhof.
3. Der mittlere ($P_{l.v.}$) und momentane ($p_{l.v.}$) Druck im linken Vorhof.
4. Der mittlere ($P_a$) und momentane ($p_a$) Druck in der Aorta.
5. Der mittlere ($P_{l.a.}$) und momentane ($p_{l.a.}$) Druck in der linken Lungenarterie.
6. Das Pneumogramm.
7. Das Herzelektrogramm[1].
8. Die Bluttemperatur am Eingang in den rechten Vorhof.

[1] Das sind die direkt von der Oberfläche des Herzens abgeleiteten elektrischen Potentiale

Außerdem wurden aus Blutproben folgende biochemische Kennziffern mit wesentlichem Einfluß auf die normale Herzfunktion periodisch kontrolliert: pH, Sauerstoffsättigung des Hämoglobins, Alkalireserve im Plasma, Hämatokrit, Kalium- und Natriumkonzentration im Plasma und Ausmaß der Hämolyse.
Der bei den Experimenten angewandte Apparaturenkomplex ist für die Messung und synchrone Registrierung der oben angeführten Kennziffern der Herztätigkeit vorgesehen. Er besteht aus Meß-, Registrier- und Hilfsgeräten.
Zu den Meßgeräten zählen: Elektromanometer vom Typ EM 2-01 (im Komplex wurden drei Manometer mit je 2 Kanälen angewandt), ein Block aus Elektromanometern und ein Mehrzweckelektrokardioskop „Galileo", ein Block aus Elektromanometern und ein Mehrzweckelektrokardioskop „Mingograf" E-81, ein elektromagnetischer Durchflußmesser IR-1, ein Potentiometer vom Typ LPU-01 für pH-Messungen, ein kombiniertes Oxyhämometer Modell 0-57 und ein Block aus selbst hergestellten Termistoren.
Die Registriereinrichtung besteht aus einem tintenschreibenden Universalgerät vom Typ USTsch-8-02, einem Mehrzweckgerät „Mingograf" E-81 und einem Einpunktpotentiometer EPP-2.
Für die Sichtkontrolle des EKG, der Arteriendruckkurve und des Pneumogramms wurden die Mehrzweckoszilloskope „Galileo", „Mingograf" und auch das Oszilloskop S 1–4 benutzt. Zu der Hilfsapparatur gehören: ein Apparat „Elektroschlinge" EN-57, Ultrathermostaten TS-15 M (2 Stück), ein Narkosegerät UNA-1, ein Defibrillator, ein kleines Van-Slyke-Gerät für die Bestimmung der Alkalireserve im Plasma und ein Flammenphotometer für die Konzentrationsbestimmung der Kalium- und Natriumionen.
Das Blockschema des Apparaturenkomplexes zur Erforschung der Arbeit des unter Automatiebedingungen spontan schlagenden Herzens ist in der Abb. 11 angegeben. Betrachten wir die Methodik der Messung und Registrierung der die Herzarbeit charakterisierenden Hauptparameter und die Charakteristiken der entsprechenden Geräte genauer.
**Der Blutauswurf (Volumengeschwindigkeit des Blutstromes in der Aorta),** der gleich dem Herzminutenvolumen ohne die Koronardurchblutung ist, wurde am Ausgang des linken Ventrikels mit dem für die ununterbrochene Auswurfsbestimmung elektrisch leitender Flüssigkeiten bei geschlossenen Rohrleitungen vorgesehenen elektromagnetischen Durchflußmesser bestimmt. Das Gerät arbeitet nach dem Prinzip der Messung von Induktivitäten. Um dieses Gerät im Experiment anwenden zu können, mußten einige Veränderungen an seiner Konstruktion vorgenommen werden [13]. Es wurden die Meßgrenzen des Auswurfes von 0 bis 7,5 l/min auf 0–2,5 und 0–5 l/min verändert, d. h. die Empfindlichkeit des Gerätes wurde stufenweise und in den erforderlichen Grenzen verändert. Außerdem wurde an dem Ausgang der Schaltung ein Filter mit einer Zeitkonstanten von 15 sek angebracht, das es ermöglicht, Mittelwerte des Auswurfes zu erhalten. Die Streuungsbreite der Messungen überschritt $\pm 1{,}5\%$ der oberen Aussagegrenze nicht. Bei der Registrierung des Auswurfes auf dem USTsch-8-02 vergrößerte sich die Streuungsbreite der Messungen auf 4%.

**Der Druck im rechten und linken Vorhof** wurde in den entsprechenden Vorhofshohlräumen durch Elektromanometer vom Typ EM 2-01 gemessen und auf einem USTsch-8-02 registriert. In einigen Experimenten wurde für die Messung

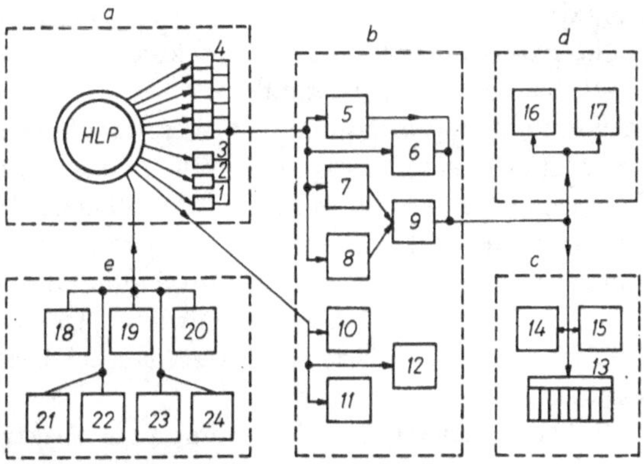


Abb. 11. Blockschema des Apparaturenkomplexes für die Erforschung der Hämodynamik des Herzens im HLP:
a — zu untersuchendes Objekt und Block der Abnehmer:
1 — Abnehmer des elektromagnetischen Durchflußmessers IR-1;
2 — Thermistorabnehmer;
3 — Elektroden für die Registrierung des EKG, EG;
4 — Druckabnehmer;
b — Verstärkerblock und Apparatur mit Anzeigegeräten:
5 — elektromagnetischer Durchflußmesser IR-1;
6 — Vorverstärker;
7, 8 — Elektromanometer EM 2–01;
9 — Verstärkerblock für Gleichstrom;
10 — Laboratoriums-pH-Meter, LPU-01;
11 — Kombiniertes Oxyhämometer, Modell 057;
12 — Elektrothermometer, Modell 055;
c — Block registrierender Apparaturen:
13 — Universaltintenselbstschreiber USTsch 8–02;
14 — Schleifenoszillograph N-700;
15 — Einpunktpotentiometer EPP-09 für Temperaturaufzeichnungen
d — Geräteblock zur visuellen Kontrolle:
16 — Oszillograph C 1–4 zur Kontrolle der künstlichen Atmung
17 — Zweistrahl-Oszilloskop Typ „Galileo" zur visuellen Kontrolle verschiedener Größen;
e — Hilfsapparatur und Vorrichtungen:
18 — Apparat für die chirurgische Diathermie EN-57;
19 — Kardiostimulator
20 — Thermostaten TS-15 M (2 Stck.);
21 — Narkoseapparat UNA-1;
22 — Defibrillator
23 — Der künstliche große Kreislauf
24 — Vorrichtung zur tropfenweisen Adrenalingabe.

und Registrierung dieses Druckes das Mehrzweckgerät „Minograf“ E-81 eingesetzt.

Das Elektromanometer EM 2-01 hat folgende Meßbereiche: −10 bis +20 mm Hg, −10 bis +50 mm Hg, −20 bis 100 mm Hg, −40 bis 200 mm Hg und −60 bis 300 mm Hg. Die maximale Streuungsbreite der Messungen ist in dem Meßbereich bis 300 mm Hg nicht größer als 5%. Bei der Druckmessung im Vorhof wurde ein Meßbereich von −10 bis 50 mm Hg benutzt.

Die Registrierung von niedrigen in Millimetern Wassersäule gemessenen Drücken erfordert eine sehr sorgfältige und häufige Kontrolle und Abstimmung der Geräte nach einer speziell ausgearbeiteten Methodik. Dabei überschritt die Ungenauigkeit der Messungen nicht die in den Geräteanweisungen angegebenen Werte.

**Der arterielle Druck** in der Aorta wurde unter Anwendung des Mehrzweckgerätes „Galileo“ gemessen. Die augenblicklichen und mittleren Druckwerte wurden auf dem Schreiber USTsch-8-02 registriert. Der experimentell bestimmte Meßfehler belief sich auf ungefähr 2%.

**Der Druck in der linken Lungenarterie** wurde durch ein Elektromanometer vom Typ EM 2-01 im zum apikalen und vorderen Segment der linken Lunge führenden Ast bestimmt. Der Katheter für die Messung war durch das zur Erhaltung des Lungenkreislaufes nötige Dreiwegesystem eingeführt. Die Aufzeichnung der augenblicklichen und mittleren Werte erfolgte auf dem Schreiber USTsch-8-02.

**Das Pneumogramm** wurde mit Hilfe des Abnehmers vom Elektromanometer EM 2-01 geschrieben, welches mit dem Intubationstubus verbunden war. Die Kontrolle von Rhythmus und Amplitude der künstlichen Beatmung geschah ununterbrochen durch die Pneumogrammkurve auf dem Bildschirm des Oszilloskops S 1-4.

**Das Herzelektrogramm** und in der Periode vor der Isolierung des HLP das Elektrokardiogramm wurde mit Hilfe des Mehrzweckgerätes „Galileo“ auf dem Schreiber USTsch-8-02 und in einer Reihe von Versuchen auf dem Mehrzweckgerät „Mingograf“ E-81 registriert. Das EKG wurde in der I und II Standardableitung aufgenommen. Zur Registrierung des Herzelektrogramms im HLP waren die Elektroden des Elektrokardiographen analog zu den Projektionsorten der Standardableitungen am Perikard beider Vorhöfe und Ventrikel befestigt. Der Frequenzmeßfehler der Herzkontraktionen einschließlich der Registrierfehler überschritt nicht 3 Schläge/min.

**Die Messung der Temperatur** des zirkulierenden Blutes erfolgte am Eingang des rechten Vorhofs mit Hilfe einer der Kanäle des Thermistorblockes und seine Aufzeichnung kontinuierlich auf dem Band eines elektronisch-automatischen selbstschreibenden Potentiometers (Kompensationsbandschreibers)[1] vom Typ EPP-2. Der Fehler der Aussage an der Geräteskala überschritt bei einer Raumtemperatur von 20 ± 5 °C nicht 0,5%. Die gesamte Ungenauigkeit der Registrierung überschritt bei gleichen Bedingungen nicht ± 1%.

[1] Anmerkung des Herausgebers

**Der pH-Wert des im HLP zirkulierenden Blutes** wurde in Proben aus dem venösen Reservoire und in der Periode der Isolierung des HLP im arteriellen Blut mit Hilfe des Laboratoriums-pH-Meters vom Typ LPU-01 bestimmt. Als Meßelektrode diente die Elektrode NNT-5779. Bei der pH-Messung wurden Korrekturen der Temperaturunterschiede des zirkulierenden Blutes und der untersuchten Proben entsprechend dem Rosental-Koeffizienten [169] vorgenommen, der 0,0147 pH Einheiten bei 1 °C Temperaturunterschied entspricht. Der gesamte Fehler des Gerätes überschritt nicht $\pm 2{,}5\%$. Die Empfindlichkeit war nicht geringer als 0,01 pH und die Meßwertstabilität im Verlaufe von 6 Stunden nicht niedriger als 0,02 pH.
**Der Sauerstoffsättigungsgrad des Blutes** ergab sich in der Isolierungszeit des HLP aus Proben aus den Venen und Arterien und in der Arbeitsperiode des Präparates durch Blutproben aus dem venösen Reservoir. Für die Bestimmung diente das kombinierte Oxyhämometer Modell 0-57. Die Meßfehler überschritten nicht $\pm 2\%$.
Die Alkalireserve des Blutplasmas wurde mit dem Van-Slyke-Gerät und der Kalium- und Natriumgehalt im Plasma mit dem Flammenphotometer festgestellt.
Der Hämatokrit wurde nach der gewöhnlichen Methodik des Blutzentrifugierens in der graduierten Kapillare bei 5000 Umdrehungen/min für 20 min bestimmt.
Der Hämolysegrad wurde periodisch während des Experiments durch visuellen Plasmavergleich mit einer Standardlösung von Hämoglobin kontrolliert.

## Die Methodik der Registrierung statischer Charakteristiken

Als statische Charakteristiken betrachten wir die Abhängigkeit der zu bestimmenden Werte, etwa der nutzbaren mechanischen Arbeit, der Energie oder der Blutströmung in der Aorta, die vom linken Ventrikel geleistet werden, von den mittleren Druckwerten an den Eingängen und Ausgängen der Herzhohlräume.
Der Aufnahmeperiode der Charakteristiken geht die „stabilisierende" Periode nach der Übertragung des Präparates in die Kammer voran. In ihrem Verlaufe werden die Vorbereitungen für die Durchführung der Belastungsversuche beendet, die für das zirkulierende Blut notwendige Temperatur festgesetzt, die tropfenweise Zuführung der Adrenalinlösung in Gang gebracht und die venösen und arteriellen Nullmarkierungen der Reservoirbefestigungen und Abnehmer des venösen Druckes auf ein Niveau mit dem rechten Vorhof gebracht.
Nach der stabilisierenden Periode folgt die „Ausgangsperiode", in der die Aufzeichnung aller zu kontrollierenden Kennziffern bei konstanten Drücken gemacht wird. Für das Ausgangsniveau der Belastungen werden folgende Größen fest gelegt: ein arterieller Druck $P_a$ von 80 mm Hg; ein venöser Druck $P_v$ von 200 mm Wassersäule. (In einigen Experimenten war der venöse Ausgangsdruck 120 mm Wassersäule).
Bei gutem Herzzustand garantieren solche Belastungen einen mittleren arteriellen Druck um 100 mm Hg, einen Druck in dem rechten Vorhof bis 20 mm Wassersäule und im linken Vorhof bis 100 mm Wassersäule.

Die Ausgangsperiode dauerte gewöhnlich 10 bis 15 min. Nach dieser Zeit wurden der Zustand des Herzens und die Stabilität seiner Arbeit bewertet. Bei Notwendigkeit erfolgten Korrekturen der zu stabilisierenden Größen im Experiment (Temperatur, biochemische Kennziffern und Beatmungsregime).
Die Entscheidung über die Einstellung des stabilen Zustandes der Herztätigkeit wurde durch die Ausgangspunkte bestimmt.[1]
Die Registrierung der Variablen wurde ununterbrochen mit Ausnahme jener Perioden durchgeführt, in denen die Eichung und die Anpassung der Apparatur vorgenommen wurde. Die Fixierung des Ausgangszustandes geschah durch die Aufzeichnung von 3 bis 5 Punkten in Intervallen von 1 bis 3 min.
Wenn die Veränderungen der zu registrierenden Größen von Punkt zu Punkt nicht die Meßfehler entsprechend 150 ml/min für den Auswurf, 6 mm Wassersäule für den venösen Druck und 6 mm Hg für den arteriellen Druck überschritten, dann wurden der Versuchszustand als eingestellt und die Herzarbeit als stabil betrachtet.
Die Aufzeichnung der Ausgangsverhältnisse gab die Möglichkeit, zur Registrierung statischer Herzcharakteristiken überzugehen. Die Methodik des Experimentes sah jedoch die periodisch wiederholte Registrierung des Ausgangszustandes während des ganzen Versuches bis zur und nach jeder Aufzeichnung einer Charakteristik vor. Das gestattete, den Herzzustand in Abhängigkeit von der Dauer des Experiments und dem Einfluß der Belastungen zu bewerten. Außerdem waren die Punkte des Ausgangszustandes für die anschließende mathematische Verarbeitung der Resultate des Experiments notwendig.
Im Experiment wurden statische Charakteristiken von zwei Arten registriert.
1. Die Abhängigkeit der Blutströmung und der Arbeitsleistung (oder Schlagenergie) vom Druck im rechten Vorhof bei veränderlichem gegebenem venösem Druck und in den Grenzen jeder Abhängigkeit festgehaltenem mittlerem oder gegebenem arteriellem Druck.
2. Die Abhängigkeit von Auswurf und Leistung (oder Schlagenergie) vom Druck in der Aorta bei veränderlichem gegebenem arteriellem Druck und in den Grenzen jeder Abhängigkeit konstantem venösem Druck.
Die experimentellen Werte der mittleren Leistung und Schlagenergie wurden durch die nachstehenden Formeln berechnet:

$$N = 2{,}22\ Q\ Pa \qquad E = 0{,}133\ \frac{Q\ Pa}{f}$$

N — mittlere Leistung [mW]
E — Schlagenergie [J]
Pa — mittlerer Druck in der Aorta, in mm Hg
Q — mittlerer Blutauswurf in die Aorta, in l/min
f — Frequenz der Herzkontraktionen, in 1/min

[1] Als Punkt bezeichnen wir die Gesamtheit der Werte der zu registrierenden Variablen, bezogen auf einen bestimmten Zeitpunkt.

Wir registrierten jeden Punkt der Charakteristik nach dem Eintritt der angestrebten Einstellung der Herztätigkeit. Die festgesetzten Arbeitsverhältnisse traten bei normalen Belastungen 1 bis 3 min nach der Anwendung einer neuen Belastung auf.

Die Veränderungsgeschwindigkeit der Belastungsdrücke übte wesentlichen Einfluß sowohl auf den Charakter und die Dauer des Übergangsprozesses als auch auf die nachfolgende Herztätigkeit in dem angestrebten Arbeitszustand aus. Als Geschwindigkeiten der Belastungsveränderungen, die keine Nachwirkungen haben, wurden experimentell ermittelt: ca. 2 mm Hg/sec zur Einstellung des vorgegebenen arteriellen Druckes und ca. 12,5 mm Wassersäule/sec zur Einstellung des vorgegebenen venösen Druckes.

In der Aufnahmezeit der statischen Charakteristiken wurden sowohl die augenblicklichen als auch die mittleren Werte gemessen und registriert, ausgenommen das EKG und das Pneumogramm, für deren Registrierung nur die momentane Aufzeichnung Verwendung fand. Der Eintritt des festen Arbeitszustandes wurde

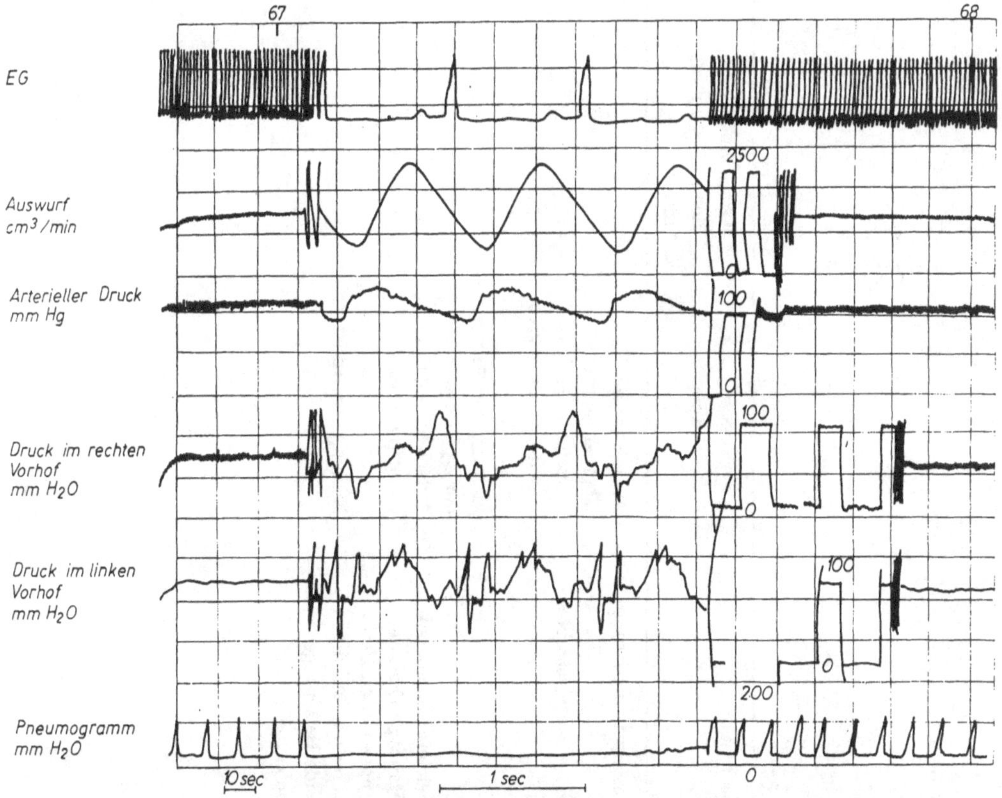


Abb. 12. Muster von Aufzeichnungen registrierter Kennziffern. Von links nach rechts: Mittelwerte der Größen, Momentwerte, Eichzacken, Mittelwerte.

Tabelle 1

| Versuchsablauf | Angefertigte Aufzeichnungen | Geschwindigkeit der Aufzeichnung mm/sec | Aufzeichnungsart | Aufzeichnungszeit |
|---|---|---|---|---|
| 1. Belastungsveränderung | Aufzeichnung der Übergangsperiode | 1 | Mittelwerte | 1—3 min |
| 2. Beginn der angestrebten Periode | Aufzeichnung des einleitenden Punktes | 1 | Mittelwerte | 20 sek |
| 3. ,, | ,, | 60 | Momentane Werte | 1—3 sek |
| 4. ,, | Eichung und Anpassung der Apparate | 1 | Momentane Werte | 1 min |
| 5. Aufzeichnungsmoment des Hauptpunktes der der angestrebten Periode | Aufzeichnung des Hauptpunktes | 1 | Mittelwerte | 20—30 sek |
| 6. Vorbereitung auf die folgende Belastungsveränderung | Eichung der Apparate | 1 | Momentane Werte | 20—30 sek |

aus der Aufzeichnung der Mittelwerte bestimmt. Durch die Aufzeichnung der momentanen Werte wurden die Form der Kurven, die Druckgrößen und der Auswurf zu einem beliebigen uns interessierenden Punkt des Herzzyklus bestimmt. Bei der Aufzeichnung der statischen Charakteristiken wurde die Registrierung in der Reihenfolge durchgeführt, wie sie in Tab. 1 dargestellt ist.

Wie aus der Tabelle ersichtlich, wurde nach jeder Belastungsveränderung die Übergangsperiode aufgezeichnet. Danach wurde am Anfang des angestrebten Arbeitszustandes der Anfangspunkt gekennzeichnet. Das Ende des Übergangsprozesses wurde visuell vom Band des Schreibers bestimmt. Nach der Aufzeichnung der mittleren und momentanen Werte wurden die Eichung und Anpassung der Apparate durchgeführt, danach die Aufnahme des Hauptpunktes der eingestellten Versuchsperiode und die Eichung vorgenommen. Nach Aufzeichnungsschluß des Hauptpunktes wurden die Belastungen verändert und die Registrierung in der gleichen Reihenfolge weitergeführt. Auf Abb. 12 ist ein Aufzeichnungsteil der registrierten Variablen auf dem Band eines USTsch-8-02 dargestellt.

Die Methodik für die Veränderung der arteriellen und venösen vorgegebenen Drücke hing von dem Ziel des Experimentes ab. Wenn man ausführliche Charakteristiken mit einer großen Punktzahl bekommen mußte, dann wurde der gegebene Druck in kleinen Intervallen verändert (25 mm Wassersäule des venösen und 5–10 mm Hg des arteriellen Drucks). Wenn im Experiment eine große Anzahl von Charakteristiken aufgezeichnet werden mußte, dann wurde die Punktzahl in jeder von ihnen vermindert und die Veränderungshäufigkeit des gegebenen Druckes entsprechend vergrößert. Die Reihenfolge der Veränderung des vorgegebenen venösen Druckes, wenn der vorgegebene arterielle Druck beständig und gleich 80 mm Hg bleibt, ist bei den mit geringer Häufigkeit registrierten

Tabelle 2

| $P_v$ mm Wassersäule | Erläuterung |
|---|---|
| 125 | Ausgangsbedingungen |
| 100 | |
| 75 | |
| 100 | |
| 125 | Ausgangsbedingungen |
| 150 | |
| 175 | |
| 200 | |
| 225 | |
| 250 | |
| 225 | |
| 200 | |
| 175 | |
| 150 | |
| 125 | Ausgangsbedingungen |

Charakteristiken auf Tab. 2 angeführt. Die Reihenfolge der Veränderungen des vorgegebenen arteriellen Druckes bei konstantem vorgegebenen venösen Druck von 125 mm Wassersäule ist aus Tab. 3 zu ersehen.
Als Resultat der Anwendung der beschriebenen Methodik erhalten wir bei Änderung der unabhängigen Größen in zwei Richtungen – Vergrößerung oder Verminderung – ein und dieselbe Charakteristik mit unbedingter Rückkehr zum Ausgangszustand.
Dieses methodische Verfahren ist sehr wichtig, da es gestattet, Fehler zu vermeiden, die mit den verschiedenen Faktoren wie Zeit, Dauer des Experiments,

Tabelle 3

| $P_a$ mm Hg | Erläuterung |
|---|---|
| 80 | Ausgangsbedingungen |
| 90 | |
| 100 | |
| 110 | |
| 100 | |
| 90 | |
| 80 | Ausgangsbedingungen |
| 70 | |
| 60 | |
| 50 | |
| 40 | |
| 50 | |
| 60 | |
| 70 | |
| 80 | Ausgangsbedingungen |

Entwicklung einer Herzschwäche, Störung der biochemischen Stabilisierung des HLP usw. verbunden sind.
Während des Experimentes werden unverzüglich die Druckwerte in beiden Vorhöfen und der Aorta sowie der Auswurf und die Kontraktionshäufigkeit des Herzens berechnet und in die Tabelle eingetragen. In diese Tabelle werden auch Daten über die Bluttemperatur und die Menge der in das Blut eintretenden Adrenalinlösung aufgenommen [Tab. 4]. Nach den Daten der Tabelle werden Graphiken der registrierten Abhängigkeiten gezeichnet. Anschließend an das Experiment wird die Kontrollaufzeichnung der Nullinie für den rechten und linken Vorhof gemacht, um Korrekturen in die Größen der entsprechenden Drücke einzutragen.
In jedem Experiment wurden im Durchschnitt ca. 150 Zeitpunkte registriert, was das für die mathematische Bearbeitung nötige umfangreiche Faktenmaterial lieferte, wenn man die große Menge registrierter Kennziffern berücksichtigt.

Tabelle 4

| Punkt-nummern | Zeit Std. min. sek. | $P_a$ mm Hg | $P_v$ mm Wasser-säule | $f$ Schläge/min | $t$ °C | $P_a$ mm Hg | $P_{rv}$ mm Wassers. | | $P_{lv}$ mm Wassers. | | $P_{la}$ mm Hg | $Q$ ml/min | Zahl der Adrenalin-tropfen in l/min | Erläuterungen |
|---|---|---|---|---|---|---|---|---|---|---|---|---|---|---|
| | | | | | | | Papier-streifen | mit Korrektur | Papier-streifen | mit Korrektur | | | | |
| 5 | 13.12.20 | 80 | 200 | 124 | 34,1 | 106 | 38 | 38 | 100 | 114 | 16 | 1135 | 40 | Ausgangsbedg. |
| 6 | 13.13.20 | 80 | 100 | 124 | 34,0 | 95 | 18 | 18 | 60 | 74 | 14 | 650 | | |
| 7 | 13.15.55 | 80 | 100 | 124 | 34,0 | 97 | 16 | 16 | 60 | 74 | 14 | 590 | | |
| 8 | 13.17.15 | 80 | 125 | 124 | 34,1 | 98 | 27 | 27 | | | 14 | 690 | | |
| 9 | 13.19.15 | 80 | 125 | | 34,2 | 97 | 24 | 24 | 60 | 74 | 14 | 810 | 41 | Ausgangsbedg. |
| 10 | 13.20.45 | 80 | 200 | 124 | 34,4 | 107 | 27 | 27 | 88 | 102 | 16 | 1110 | | Ausgangsbedg. |
| 11 | 13.23.32 | 80 | 200 | | 34,3 | 107 | 28 | 28 | 82 | 96 | 16 | 1120 | | |
| 12 | 13.25.15 | 80 | 250 | 124 | 34,3 | 107 | 37 | 37 | 93 | 117 | 19 | 1320 | | |
| 13 | 13.27.10 | 80 | 250 | | 34,2 | 107 | 40 | 40 | 99 | 113 | 19 | 1450 | 40 | |
| 14 | 13.28.40 | 80 | 300 | 124 | 34,0 | 107 | 45 | 45 | 110 | 124 | 20 | 1650 | | |
| 15 | 13.31.25 | 80 | 300 | | 34,0 | 107 | 46 | 46 | 115 | 129 | 20 | 1680 | | |
| 16 | 13.32.50 | 80 | 350 | 124 | 34,1 | 107 | 60 | 60 | 125 | 139 | 20 | 1800 | 40 | |

## Die Vorbereitung der mathematischen Verarbeitung der Experimentaldaten

Die erste Etappe der mathematischen Bearbeitung der durch die Registrierung der statischen Herzcharakteristiken erhaltenen Ergebnisse sieht die Ausführung von zwei Hauptaufgaben vor: Berechnung der Meßgenauigkeit und Bestimmung des Zuverlässigkeitsgrades der erhaltenen Resultate.

Die Genauigkeit des Komplexes der Kontroll- und Meßapparatur wurde auf Grund der für die einzelnen Meßgeräte vorgegebenen technischen Daten und der Resultate aus speziellen Experimenten zur Überprüfung der Apparatur berechnet [33]. Nach Vervollkommnung der Meßmethodik und der individuellen Anpassung der Apparatur betrug der Fehler des angewandten Komplexes $\pm 6\%$ oder in absoluten Werten für den Blutauswurf $\pm 150$ ml/min, den venösen Druck $\pm 6$ mm Wassersäule, den arteriellen Druck $\pm 6$ mm Hg, die Frequenz $\pm 3$ Schläge/min und die Temperatur $\pm 0{,}3$ °C.

Die Fehlergröße bestimmt die Anzahl der richtigen Einzelwerte in den Zahlenwerten der gemessenen Größen. Sie wird außerdem bei der Bewertung der Zuverlässigkeit der erhaltenen Resultate berücksichtigt. Infolge der Bedingungen des Experimentes besteht keine Möglichkeit, ein und dieselben Charakteristiken mehr als drei- bis viermal an einem Herzen zu registrieren. Das ist offensichtlich für die statistische Verarbeitung sogar im Falle einer guten Wiederholbarkeit der Kurven ungenügend. Nach der Registrierung jeder einzelnen Abhängigkeit werden für die kontinuierliche Kontrolle des Funktionszustandes des HLP die dem Ausgangspunkt entsprechenden Größen der arteriellen und venösen Belastungen bestimmt. In der Mehrzahl der Experimente entsprachen dem Ausgangspunkt Belastungen von $P_a = 80$ mm Hg und $P_v = 200$ mm Wassersäule. Entsprechend der Methodik soll in der Zeit des Experiments die Registrierung solch eines Punktes 15- bis 20mal wiederholt werden. Das schafft erst die Möglichkeit, die elementare statistische Verarbeitung durchzuführen. Hierzu suchen wir das Vertrauensintervall für die den Ausgangspunkt a bestimmenden Größen, nachdem als Maß der Vertrauenswahrscheinlichkeit $\beta = 0{,}95$ oder 0,99 vorgegeben wurde.

Für die Größen $x_i$, die den Punkt $a$ bei verschiedenen Messungen charakterisieren, finden wir:

a. den Wert der mathematischen Erwartung (arithmetischer Mittelwert)

$$\overline{x} = \frac{\sum_{i=1}^{n} x_i}{n}$$

b. den Wert der Dispersion[1]

$$s^2 = \frac{\sum_{i=1}^{n} (x_i - \overline{x})^2}{n - 1}$$

c. mittlere Quadratabweichung

$$s_{\bar{x}} = \sqrt{\frac{s^2}{n}}$$

Die Größe $\bar{x}$ stellt den Mittelwert der $n$ unabhängigen, normalverteilten zufälligen Größen dar. Es ist bekannt, daß das Verteilungsgesetz von $\bar{x}$ der Normalverteilung mit einer mathematischen Erwartung von $x$ nahe kommt. Davon ausgehend kann man für die Grenzbestimmung des Vertrauensintervalls $\beta$ die Formeln $I_\beta = (\bar{x} - \varepsilon_\beta; \bar{x} + \varepsilon_\beta)$, $\varepsilon_\beta = s_{\bar{x}} \arg \Phi^* \left(\frac{1+\beta}{2}\right)$ benutzen, wobei arg $\Phi^*(x)$ Argument der Funktion der normalen Wahrscheinlichkeitsverteilung ist und aus entsprechenden Tabellen ermittelt wird.

Das so gefundene Vertrauensintervall wird mit dem Intervall verglichen, das durch die Meßgenauigkeit bestimmt wird. Wenn die zufällig gefundene Größe in das durch die Genauigkeit ihrer Messung bestimmte Intervall fällt, ist mit einer der Wahrscheinlichkeit gleichen Genauigkeit zu rechnen und anzunehmen, daß die Abweichung einer gegebenen Größe nicht die Folge ihres zufälligen Verhaltens ist, sondern durch einen Meßfehler hervorgerufen wird. Mit anderen Worten kann man den Versuch durch die Bestimmung einer gegebenen Größe als Determinante mit der Wahrscheinlichkeit $\beta$ kontrollieren.

Für das System als Objekt, das die Informationen umwandelt, kann man immer die Methoden der Wahrscheinlichkeitstheorie und der mathematischen Statistik anwenden. Jedoch verliert manchmal die Anwendung der Methoden der Wahrscheinlichkeitsrechnung in bezug auf das Objekt bei einem gegebenen Komplex der Informationsumwandlung im bedeutenden Grade seinen Sinn. Das geschieht in jenen Fällen, in denen das vom Objekt geäußerte Verhalten nicht die Fehlergrenzen des Informationswandlers überschreitet.

Die vorgeschlagene Methode löst natürlich die Aufgabe der Bestimmung des Genauigkeitsgrades der erhaltenen Abhängigkeiten nicht völlig. Sie gestattet aber seine angenäherte Bewertung. Wenn $\beta$ genügend groß ist und das gefundene Intervall kleiner als das durch die Meßgenauigkeit bestimmte Intervall ist, kann man behaupten, daß sich erstens der Funktionszustand des Herzens nicht oder nur unbedeutend verändert und zweitens der den Ausgangsbelastungswerten entsprechende Punkt determiniert ist, wobei die Übergänge zu ihm auf verschiedenen Wegen realisiert werden können. Das wird in bestimmtem Maße durch die These bestätigt, daß die erhaltenen Abhängigkeiten nur für ein gegebenes Herz gleichbedeutend sind.

[1] Wir setzen die Bewertung von $\bar{x}$ und $s^2$ als nichtverschoben ($M(\bar{x}) = x$, $M(s^2) = s^2$) voraus. Das ist bei Fehlern von systematischen Abweichungen $x_i$ gerechtfertigt, was seinerseits durch die Methodiken zur Stabilisierung des HLP und zur Registrierung der Charakteristiken garantiert wird.

# 2 DIE ABHÄNGIGKEIT DER LEISTUNGSFÄHIGKEIT DES HERZENS VON DEM DRUCK IM RECHTEN VORHOF (VENÖSE STATISCHE CHARAKTERISTIK)

Die von den Ventrikeln entwickelte Auswurfarbeit und die Leistung sind bei Arbeit des Herzens unter Automatiebedingungen, bei völligem Fehlen von neuralen Einflüssen und der Stabilisierung der humoralen Regulierung sowie bei konstanter Temperatur und Schlagfolge als unveränderlicher Zustand des Myokards ausschließlich vom venösen und arteriellen Druck abhängig. Bei Stabilisierung des arteriellen Druckes ist der venöse Druck der einzige Faktor, der die Leistungsfähigkeit des Herzens bestimmt. Der Mitteldruck im rechten Vorhof $P_{r.v.}$ läßt sich als eine unabhängige Variable bezeichnen, weil, wie wir es betrachten, der diastolische Herzwiderstand unter diesen Bedingungen konstant ist. Bei Veränderung des venösen Druckes kann man die Funktionsabhängigkeiten, d. h. die venösen statischen Herzcharakteristiken unter herrschenden Automatiebedingungen bei $P_a = \text{const.}$ registrieren.

$$Q = \varphi (P_{r.v.}) \qquad N = \psi (P_{r.v.})$$

## Charakter der Abhängigkeit und Bedingungen für ihre Gewinnung

Die Abhängigkeit zwischen dem Herzauswurf und dem mittleren Druck im rechten Vorhof wurde zum ersten Mal bei den klassischen Forschungen von Starling und seinen Mitarbeitern erkannt. In Abb. 13 ist ein Diagramm aus der Arbeit von Patterson u. Starling [157] wiedergegeben, in dem wir die Anordnung von Abszisse und Ordinate vertauscht haben. Acht Abhängigkeiten, dargestellt in der Abbildung, wurden in den verschiedenen Experimenten erhalten. Solange die Grenze der Funktionsfähigkeit des Herzens nicht erreicht wurde — aus der Abbildung ist ersichtlich, daß diese Grenze in den verschiedenen Versuchen verschieden ist, — läßt sich der Mitteldruck im rechten Vorhof und der Herzauswurf allmählich durch die Vergrößerung des Blutzuflusses steigern. Danach vermindert sich der Herzauswurf, obwohl der venöse Druck weiter ansteigt. Dieser Teil der Abhängigkeit bekam die Bezeichnung „absteigender Ast" der STARLING-Kurve.
In späteren Arbeiten (HAMILTON 1953, 1955; GUYTON 1955, 1963; BERGLUND 1954, 1955; SARNOFF, BERGLUND 1954; SARNOFF 1955; SARNOFF, MITCHELL 1961, 1962) wurde die Abhängigkeit der Leistungsfähigkeit des Herzens vom Druck

im rechten Vorhof bei festgehaltenem arteriellen Widerstand Gegenstand einer sorgfältigen Forschung. Diese Abhängigkeit wurde die Grundlage für die Bewertung der Pumpfähigkeit des Herzens. Sie nimmt den ersten Platz unter den Funktionskurven ein, die von GUYTON [125] für die quantitativen Bewertungen

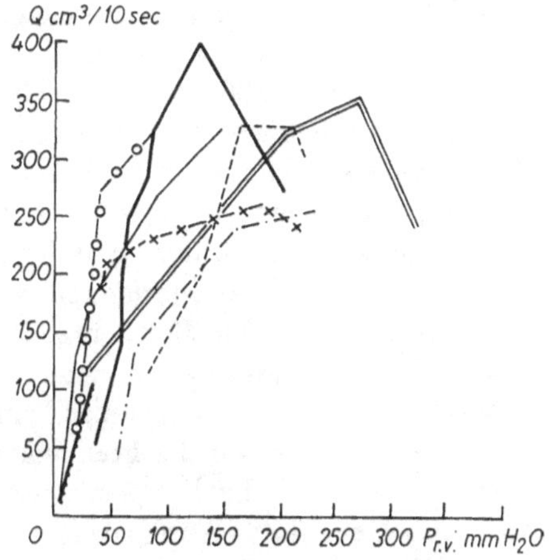


Abb. 13. Abhängigkeit zwischen Auswurf und Druck im rechten Vorhof nach PATTERSON und STARLING, 1914.

der Fähigkeit des Herzens, Blut zu pumpen, vorgeschlagen wurden. GUYTON wendet die graphische Darstellung dieses Zusammenhanges bei der Analyse der Regulierung des Herzauswurfes sowohl am isolierten Herzen als auch am im Organismus arbeitenden Herzen breit an. Dabei betont er, daß die Abhängigkeiten,

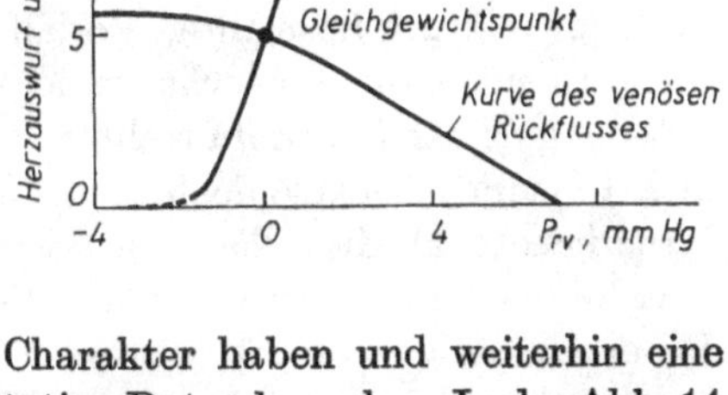


Abb. 14. Abhängigkeit zwischen Auswurf, venösem Rückfluß und Druck im rechten Vorhof nach GUYTON, 1963.

mit denen er arbeitet, einen qualitativen Charakter haben und weiterhin eine Präzisierung und Bereicherung durch quantitative Daten brauchen. In der Abb. 14 ist die Abhängigkeit des Minutenvolumens von dem Druck im rechten Vorhof dargestellt [125]. Die Kurve in der Abbildung sowie auch die von SARNOFF und Mitarbeitern [177—181] erhaltenen zahlreichen Kurven der Abhängigkeit der

Schlagarbeit des Herzens vom Druck im Vorhof, haben zum Unterschied von der Starling-Kurve keinen absteigenden Ast.
Die von den erwähnten Forschern gefundenen Zusammenhänge besitzen einen qualitativen Charakter. In ihren Arbeiten werden keine Angaben über die Wiederholbarkeit der erhaltenen Ergebnisse und keine quantitativen Bewertungen ihrer Richtigkeit gemacht und der Bereich nicht bestimmt, in dem die gefundenen Abhängigkeiten zuverlässig bleiben.
Wir erforschten in 130 Einzelversuchen die Abhängigkeit des Auswurfes und der Leistung oder Schlagenergie des linken Ventrikels vom Mitteldruck im rechten Vorhof, die an 44 Herz-Lungen-Präparaten durchgeführt wurden. Das Verzeichnis der aufgenommenen 130 Charakteristiken ist mit einem Hinweis auf die hämodynamischen Hauptparameter in der Beilage 1 angeführt.
Von 130 venösen Charakteristiken wurden 50 in Experimenten mit einer Bluttemperatur von 35° bis 39 °C aufgenommen. In jedem dieser Experimente überschritt die Temperaturschwankung gewöhnlich nicht $\pm 0{,}5$ °C. Die übrigen Charakteristiken wurden bei einer Temperatur von $33 \pm 0{,}5$°C erhoben. In jedem dieser Experimente war die Frequenz der Herzkontraktionen in der Regel stabil. Ausführliches über die Frequenz der Herzkontraktionen bei venöser Belastung wird später erwähnt. Wesentliche Veränderungen der Frequenz wurden nur in jenen Fällen beobachtet, in denen während des Versuchsverlaufes die Bluttemperatur oder die Menge des applizierten Adrenalins verändert wurden oder aber, wenn sich der Funktionszustand des Herzens plötzlich verschlechterte. Die Aufnahmezeit einer Charakteristik und die Zahl der in ihr aufgenommenen Punkte schwankten in Abhängigkeit vom Ziel des Experiments. Gewöhnlich wurde eine Charakteristik im Verlaufe von 20 bis 30 min aufgenommen. Sie bestand aus 16 bis 25 Punkten. Die ausführlichsten Charakteristiken mit bis zu 58 Punkten wurden im Verlaufe von 1 Std. und 20 min und die kürzesten mit 6 bis 8 Punkten in 9 bis 10 min erhoben.
Die Veränderungsgrenzen des vorgegebenen venösen Druckes betrugen 25 bis 900 mm Wassersäule. In der überwiegenden Mehrheit der Experimente (113 Versuche von 130) überschritt der vorgegebene venöse Druck die Grenzen zwischen 50 und 400 mm Wassersäule nicht, und bei 85 Charakteristiken erhöhte sich der Druck nicht über 350 mm Wassersäule. Der von den venösen Belastungen garantierte Mitteldruck im rechten Vorhof schwankte zwischen 0 und 400 mm Wassersäule. In einem der Versuche erreichte er 500 mm Wassersäule. Bei 98 Charakteristiken ging der Druck im rechten Vorhof nicht über die Grenzwerte zwischen 10 und 150 mm Wassersäule hinaus. In der Mehrzahl der später durchgeführten Experimente, als die zulässigen Belastungsgrenzen des Herzens bestimmt waren, erhöhte sich der Druck im rechten Vorhof nicht über 120 mm Wassersäule.
Bei der Aufnahme venöser statischer Charakteristiken wurde in 10 Experimenten der mittlere Aortendruck und in 34 Experimenten der vorgegebene arterielle Druck stabilisiert. Der letzte wurde auf Werten zwischen 30 und 140 mm Hg stabil gehalten. Die größte Zahl der venösen Charakteristiken (72) wurde bei einem beständigen Arteriendruck von 80 mm Hg aufgenommen. In Abhängigkeit

von der Höhe des gegebenen Arteriendruckes und von der Größe des vom Herzen entwickelten Auswurfs betrug der mittlere Druck in der Aorta in den einzelnen Charakteristiken 30 bis 160 mm Hg.

Wie die Experimente, so sind auch die in ihnen aufgenommenen Abhängigkeiten nicht gleichwertig. Solange die Grenzen der zulässigen Belastungen nicht genau bestimmt waren, wurde das Herz soweit überlastet, daß es zur Entwicklung einer Herzschwäche kam. Das betrifft 9 Experimente von den ersten 16. Eine Wiederholung der Herzreaktion bei gleicher Belastung fehlt in der Regel in diesen Experimenten. Die Streuung der Meßpunkte überschritt bedeutend den Meßfehler und die gemessenen Abhängigkeiten trugen weitgehend zufälligen Charakter. Trotzdem war bereits hier die Wechselbeziehung zwischen Leistung und Druck im rechten Ventrikel gut erkennbar. Die in den Versuchen bestimmten Korrelationskoeffizienten $R$ ($N$, $P_{r.v.}$) sind gleich 0,96 bis 0,99 ($0{,}8 < p < 0{,}99$). In der gleichen Zeit ist für einige Abhängigkeiten $R \approx 0$, besonders wenn sie bei $P_{r.v.}$-Messungen in breiten Grenzen erhalten wurden. Diese Tatsachen konnten wir erst bedeutend später erklären, als die untersuchten Abhängigkeiten einen Funktionscharakter bekamen.

Weiterhin arbeitete, sobald eine endgültige Ausarbeitung der Methodik möglich war, das isolierte Herz stabil, das war in 26 der letzten 30 Experimente der Fall. Im Verlauf der Erforschung der funktionellen Abhängigkeiten des Auswurfs und der Herzleistung vom Druck im rechten Vorhof wurden zwei Typen der Herzarbeit, der stabile als der normale Funktionszustand bei physiologischen Belastungen und der labile Typ als progressiv wachsende Herzschwäche bei Überschreiten der zulässigen Belastungsgrenzen festgestellt. Uns interessieren in erster Linie die Zusammenhänge, die für den normalen Funktionszustand des unter den Bedingungen optimaler physikalischer und biochemischer Stabilisierung arbeitenden Herzens kennzeichnend sind. Nur in diesem Falle kann man sicher sein, daß die Leistungsfähigkeit des Herzens wirklich als Funktion jener wesentlichen Variablen, nämlich des Druckes im rechten Vorhof auftritt, die wir absichtlich verändern.

Diese wesentliche unabhängige Variable vereinigt den Einfluß zweier Faktoren — der Größe des venösen Zuflusses und des Herzfunktionszustandes. Je besser der Funktionszustand des Herzens ist, desto niedriger ist der Druck im rechten Vorhof bei entsprechend gegebenem venösen Druck und desto empfindlicher ist der Herzmuskel in bezug auf Veränderungen des venösen Druckes. Im Falle der Herabsetzung der Funktionsfähigkeit des Herzens bei unverändert vorgegebenem Druck nimmt der Druck im rechten Vorhof auf Kosten des Restvolumens zu. Dabei verschlechtern sich die Bedingungen des Zuflusses, der durch die Differenz zwischen dem Druck im rechten Vorhof und dem vorgegebenen venösen Druck gewährleistet wird. Somit kann das Verhältnis zwischen dem Druck im venösen Reservoir und im rechten Vorhof als Kennziffer des Funktionszustandes des Herzens dienen.

Es kann schwer vorausgesetzt werden, daß sich das Herz in den verschiedenen Experimenten, sogar bei maximaler Standardisierung, in einem identischen Zustand befindet. Bei den verschiedenen Hunden werden Unterschiede in dem Myokardtonus auftreten. Wenn aber alle der oben genannten Bedingungen gewährleistet sind, kann man in einem Versuch den Funktionszustand des Herzens für drei und mehr Stunden auf einem beständigen Niveau aufrechterhalten (Abb. 15). Auf der Abbildung sind 9 Punkte vermerkt, die die Veränderung des Herzzustands im Verlaufe des Versuches bei Ausgangsbelastungen (vorgegebener arterieller Druck 80 mm Hg, vorgegebener venöser Druck 125 mm Wassersäule) charakterisieren. Die Variablen, die den Herzzustand bei diesen Druckwerten kennzeichnen, wurden bis zum und nach dem Aufnehmen venöser und arterieller Charakteristi-

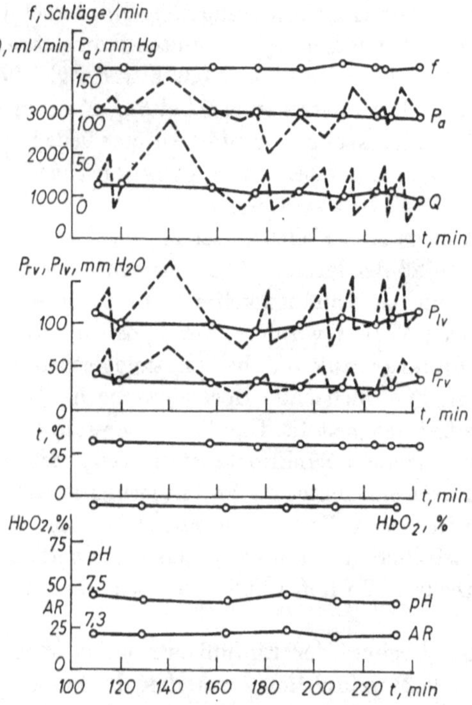


Abb. 15. Darstellung der Beständigkeit der hämodynamischen und biochemischen Hauptkennziffern im Verlaufe des Experimentes am HLP.

ken bestimmt. Alle Ausgangspunkte sind durch eine ununterbrochene Linie verbunden. Die Veränderungen der kontrollierten Größen in Abhängigkeit von den angewandten Belastungen werden durch eine punktierte Linie dargestellt. Man kann den Funktionszustand des Herzens in einem Experiment aus dem Verhalten der hämodynamischen Hauptparameter (Auswurf, Druck im rechten und linken Vorhof, Druck in der Aorta, Frequenz der Herzkontraktionen) in den Ausgangspunkten während des Verlaufes des Versuches beurteilen. Die statistische Bearbeitung der Resultate zeigt, daß sich die Abweichungen dieser Kennziffern der Ausgangspunkte in einem Intervall mit der Wahrscheinlichkeit von 0,95 bewegen. Die Meßfehler sind bedeutend geringer. Das kann als Beweis für die Determiniertheit der Herzarbeit dienen. Aus dieser Abbildung ist auch die Be-

ständigkeit der biochemischen Hauptparameter im Blut während des Versuches ersichtlich.
Die Stabilisierung des Funktionszustandes des Herzens erlaubt gleichwertige und sich bei Vergrößerung und Herabsetzung der Belastung wiederholende Abhängigkeiten des Auswurfs und der Herzleistung vom venösen Druck zu bestimmen.
Als Beispiel betrachten wir die venöse statische Charakteristik. In der Abb. 16 sind eindeutige, sich bei Vergrößerung und Herabsetzung des venösen Zuflusses

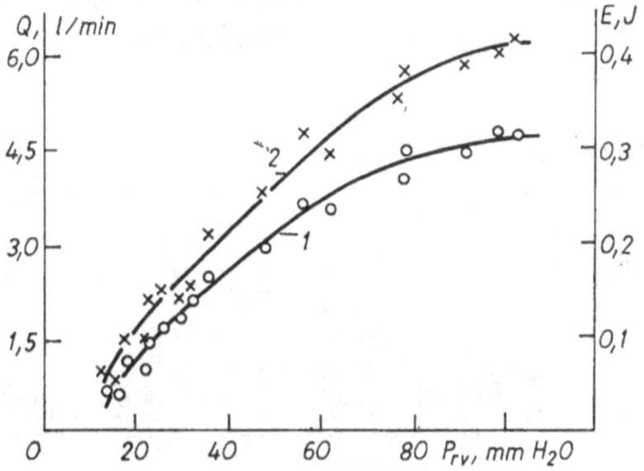


Abb. 16. Venöse statische Charakteristik (Abhängigkeit der Schlagenergie (2) und des Auswurfs (1) vom Druck im rechten Vorhof).

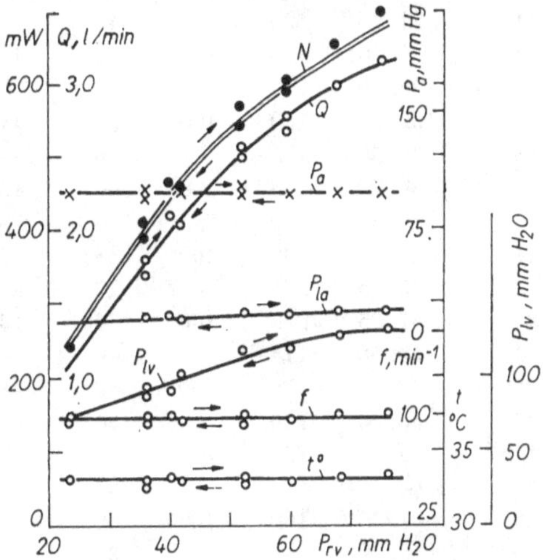


Abb. 17. Die Veränderungen der Hauptkennziffern der Hämodynamik im Laufe der Registrierung einer venösen statischen Charakteristik. (Erklärung der Abkürzungen s. Text)

wiederholende Abhängigkeiten des Blutauswurfs (1) und der Energie (2) der Herzkontraktionen vom Mitteldruck im rechten Vorhof bei Veränderungen von 15 bis 100 mm Wassersäule zu sehen. Bei diesen Druckveränderungen wuchs der Auswurf von 0,7 bis 4,6 l/min und die Kontraktionsenergie entsprechend von 0,06 bis 0,40 J. Von diesem Typ haben wir im ganzen 78 Charakteristiken erhalten.
Ein ähnliches Bild der Veränderungen aller hämodynamischen Hauptparameter bei der Aufnahme der venösen Charakteristik ist in der Abb. 17 und in der ihr entsprechenden Tabelle 5 dargestellt. In der Charakteristik veränderte sich der

Mitteldruck im rechten Vorhof als unabhängige Variable von 23 bis 76 mm Wassersäule. Dabei wurden der Mitteldruck in der Aorta bei 100 mm Hg und die Temperatur des zirkulierenden Blutes bei 33 °C konstant aufrechterhalten. Die Frequenz der Herzkontraktionen betrug mit sehr kleinen Abweichungen 100 Schläge/min. Bei dem niedrigsten Druckwert im rechten Vorhof entstand ein Auswurf von 1,1 l/min und eine Leistung von 246 mW, bei dem maximalen Druckwert wurde ein Auswurf von 3,1 l/min und eine Leistung von 694 mW gemessen. Dabei veränderte sich der Mitteldruck im linken Vorhof zwischen 72 und 135 mm Wassersäule und der Mitteldruck in der Lungenarterie zwischen 13 und 20 mm Quecksilbersäule.

Tabelle 5

| Punktnummern | Zeit Std. min. sek. | $P_v$ mm Wassersäule | $P_a$ mm Hg | $P_{rv}$ mm Wassersäule | $P_{lv}$ mm Wassersäule | $P_{la}$ mm Hg | Q cm³/min | $N$ [mW] | $f$ Schläge/min | $t°$ °C |
|---|---|---|---|---|---|---|---|---|---|---|
| 13* | 13. 20. 50 | 100 | 102 | 36 | 94 | 16 | 1800 | 408 | 96 | 33,1 |
| 14 | 24. 05 | 125 | — | 45 | — | — | 1900 | — | — | — |
| 15* | 26. 10 | 125 | 101 | 42 | 104 | 16 | 2050 | 460 | 97 | 33,1 |
| 16 | 28. 40 | 150 | — | 57 | — | — | 2400 | — | — | — |
| 17* | 32. 15 | 150 | 100 | 52 | 112 | 17 | 2500 | 555 | 97 | 33,1 |
| 18 | 36. 55 | 175 | — | 60 | — | — | 2650 | — | — | — |
| 19* | 38. 25 | 175 | 100 | 60 | 120 | 18 | 2700 | 600 | 97 | 33,1 |
| 20 | 40. 50 | 200 | — | 70 | — | — | 2800 | — | — | — |
| 21* | 42. 35 | 200 | 100 | 68 | 129 | 20 | 2900 | 644 | 100 | 33,2 |
| 22 | 45. 55 | 225 | — | 76 | — | — | 3050 | — | — | — |
| 23* | 47. 05 | 225 | 100 | 76 | 135 | 20 | 3120 | 694 | 100 | 33,3 |
| 24 | 50. 50 | 175 | — | 46 | — | — | 2650 | — | — | — |
| 25* | 52. 10 | 175 | 100 | 52 | 118 | 18 | 2580 | 573 | 100 | 33,3 |
| 26 | 55. 20 | 125 | — | 40 | — | — | 2100 | — | — | — |
| 27* | 58. 05 | 125 | 100 | 40 | 92 | 17 | 2100 | 466 | 100 | 33,3 |
| 28 | 14. 04. 15 | 100 | — | 38 | — | — | 1900 | — | — | — |
| 29* | 07. 25 | 100 | 100 | 36 | 88 | 15 | 1780 | 395 | 97 | 33,2 |
| 30 | 10. 50 | 50 | — | 20 | — | — | 1100 | — | — | — |
| 31* | 12. 45 | 50 | 100 | 23 | 72 | 13 | 1110 | 246 | 97 | 33,3 |
| 32 | 15. 35 | 100 | — | 35 | — | — | 1650 | — | — | — |
| 33* | 16. 35 | 100 | 100 | 36 | 88 | 16 | 1700 | 392 | 99 | 33,2 |

* Die bezeichneten Punkte des angestrebten Zustandes, nach denen die Graphik in der Abb. 17 aufgebaut ist.

Bei Veränderung des venösen Druckes in weiteren Grenzen änderte sich der Kurvencharakter der Leistung und des Minutenvolumens wesentlich.

In der Abb. 18 ist ein Beispiel solch einer Abhängigkeit zu sehen, die bei Veränderung des Mitteldrucks im rechten Vorhof von 15 bis 240 mm Wassersäule erhalten wird. Es ist zu erkennen, daß beim Überschreiten der Druckgrenze von 100 bis 120 mm Wassersäule das Anwachsen des Auswurfs (Kurve 2) und der Leistung (Kurve 1) aufhört, soweit eine Druckerhöhung im rechten Vorhof möglich ist. Die Abhängigkeit nimmt einen zufälligen Charakter an. Die Punktstreuung, besonders am Anfang dieses Abschnittes, übertrifft den Meßfehler. Die Korrelationskoeffizienten $R\ (N,\ P_{r.v.})$ und $R\ (Q,\ P_{r.v.})$ sind nahe 0. Im Ganzen stellt sich dieser Bereich als Plateau der Leistungs- und der Auswurfskurven dar, die bei einer bedeutenden Druckzunahme im rechten Vorhof erhalten werden. Im Gegensatz zu den klassischen Beobachtungen Starlings führt in unseren Versuchen die weitere Erhöhung des Mitteldrucks im rechten Vorhof nach dem Erreichen der maximalen Herzleistung nicht zum Auftreten eines absteigenden Kurvenabschnitts. Das bei diesen Bedingungen von Starling beobachtete Sinken der Leistung

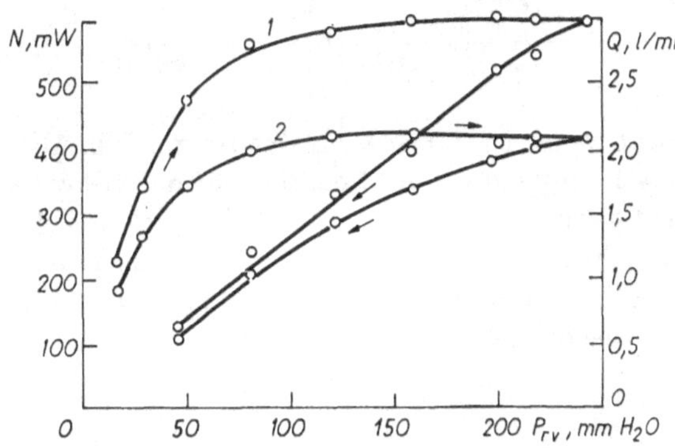


Abb. 18. Venöse statische Charakteristik bei Druckveränderung im rechten Vorhof in breiten Grenzen.

erschien offenbar als Ergebnis einer plötzlichen Verschlechterung des Herzfunktionszustandes. Jenen Kurvenabschnitt, der wie ein Plateau aussieht, darf man nicht als reine Funktion des Druckes im rechten Vorhof betrachten, da er in sich unvermeidlich die Veränderung einer weiteren wesentlichen Variablen, des Funktionszustandes des Herzens, einschließt. Um sich davon zu überzeugen, ist es ausreichend, den Druck im rechten Vorhof unbedeutend zu erniedrigen. Auf der Abb. 18 läßt sich erkennen, daß die Auswurfs- und die Leistungskurven bei umgekehrter Aufnahme der Charakteristiken bei einem sich vermindernden Mitteldruck im rechten Vorhof auf ein niedrigeres Niveau absinken, was dem neuen schlechteren Funktionszustand des Herzens entspricht.

Diese Abbildung kann als Beispiel für die Abhängigkeit dienen, die bei einer labilen Herzarbeit auf Grund einer durch Überlastung hervorgerufenen Verschlechterung des Funktionszustandes des Herzens aufgenommen wird.

In der Abb. 19 ist eine Kurvenschar zu sehen, die in einem Versuch bei allmählicher, durch venöse Überlastung hervorgerufener Verschlechterung des Herzfunktionszustandes entsteht. Die erste Überschreitung der normalen Belastungsgrenzen — der Mitteldruck im rechten Vorhof überschritt 100 bis 120 mm Wassersäule — führte zu einer progressiven Verschlechterung des Funktionszustandes des Herzens. Bei allen folgenden Registrierungen verschlechtert sich der Funktionszustand des Herzens weiter. Das ist besonders anschaulich, wenn die erste und letzte Abhängigkeit verglichen werden.

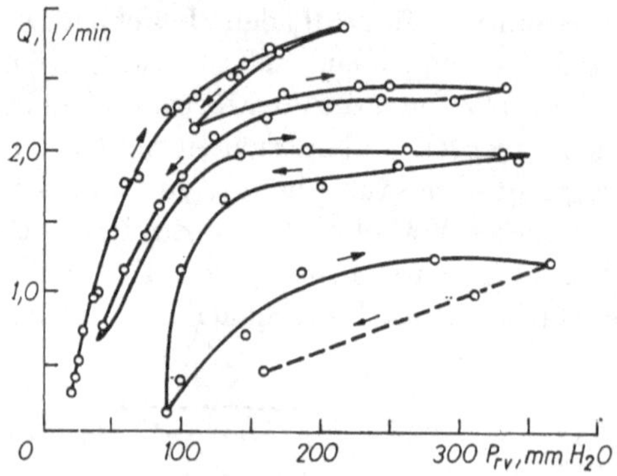


Abb. 19. Schar venöser statischer Charakteristiken bei Verschlechterung des Funktionszustandes des Herzens infolge venöser Überbelastung.

Nicht weniger gefährlich für das Herz ist ein übermäßig niedriger venöser Druck. Je schlechter der Funktionszustand des Herzens ist, desto markanter zeigt sich die Charakterveränderung der Abhängigkeit bei niedrigem venösen Druck. In der Abb. 20 ist die Abhängigkeit des Auswurfs vom Druck im rechten Vorhof aufgezeichnet, die unter den Bedingungen eines schlechten Funktionszustandes des Herzens bei Druckveränderung im rechten Vorhof von 25 bis 140 mm Wassersäule

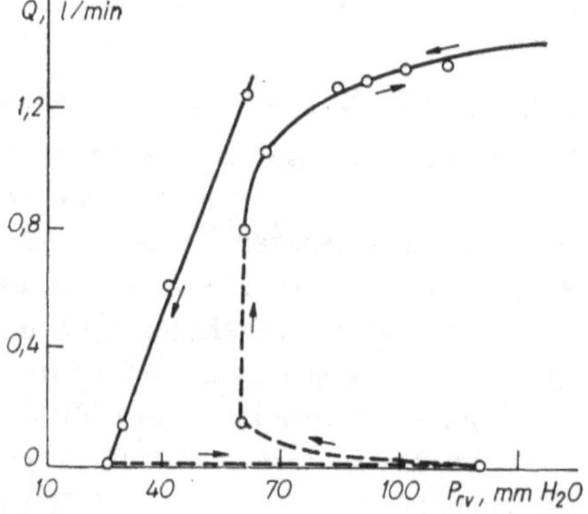


Abb. 20. Abhängigkeit des Auswurfs vom Druck im rechten Vorhof bei Überschreitung der unteren Grenze der physiologisch zulässigen Belastung.

aufgenommen wurde. Die Aufnahme der Charakteristiken wurde begonnen bei einem vorgegebenen Druck von 130 mm Wassersäule, bei dem der Druck im rechten Vorhof 50 mm Wassersäule betrug. Die Senkung des vorgegebenen Druckes bis auf 25 mm Wassersäule rief einen Abfall des Auswurfes bis 0 hervor, wobei der Druck im rechten Vorhof gleich dem vorgegebenen Druck wurde. Erst die Druckerhöhung auf 130 mm Wassersäule führte wieder zum Auftreten eines Auswurfs. Danach erschien die gewöhnliche Abhängigkeit des Auswurfs vom Druck im rechten Vorhof, die sich aber auf der Abbildung nach rechts verschob. Im gegebenen Fall erwies sich die plötzliche Verschlechterung der Herztätigkeit als reversibel. In einigen Experimenten jedoch führte die gleichartige Zuflußverminderung zu einer vollständigen Einstellung der Pumpfunktion des Herzens.

Die Gegenüberstellung der in Abb. 16 gezeigten Abhängigkeit mit den Abhängigkeiten in den Abbildungen 18 bis 20 gibt die Möglichkeit, jenen Abschnitt der venösen Belastung zu bestimmen, in dessen Grenzen das Herz wie ein determiniertes System arbeitet. Aus den Abb. 16 und 17 sind die gesetzmäßigen, sich wiederholenden gleichbedeutenden Abhängigkeiten des Auswurfs und der Leistung von dem Druck im rechten Vorhof ersichtlich. Das Herz reagiert auf die angewandte Belastung wie ein determiniertes System. Bei den Charakteristiken der Abb. 18, 19 und 20 fehlt die Wiederholbarkeit. Das Herz reagiert auf die gleichen Belastungsgrößen nicht gleich. Sein Verhalten erweist sich als nicht determiniert. Die Ursache für das Fehlen der Wiederholbarkeit ist in diesem Fall das Überschreiten der zulässigen Belastungsgrenzen. Noch eine weitere Ursache ist für die nicht determinierte Herzarbeit möglich. Sogar bei normalen Belastungen kann das Herz nach Entwicklung einer Herzmuskelschwäche keine eindeutige Reaktion erbringen (siehe Abb. 29).

Daraus ziehen wir die erste wichtige Schlußfolgerung, die die Arbeit des isolierten Herzens charakterisiert: **Das System der automatischen Herzregulierung ist in einem bestimmten Bereich der venösen Belastungen determiniert.**

Die Analyse der Experimente zeigt, daß für verschiedene Herzen verschiedene Bereiche der zulässigen Belastungen existieren. Die Schwankungen dieser Bereiche sind aber nicht sehr groß und erlauben, den normalen Druck im rechten Vorhof in den Grenzen zwischen 5 bis 10 und 100 bis 120 mm Wassersäule festzulegen. In den angegebenen Grenzen kann man nicht nur einzelne sich wiederholende Charakteristiken erhalten, sondern auch, wie es aus der Abb. 15 ersichtlich ist, die determinierte Herzarbeit im Verlaufe einiger Stunden aufrechterhalten, wobei man sie durch hämodynamische Kennziffern in den Punkten mit identischer Belastung kontrolliert.

Somit läßt sich die Existenz einer Funktionsabhängigkeit zwischen Leistung und Herzauswurf und dem Druck im rechten Vorhof als bewiesen ansehen. Um den Charakter dieser in einer großen Zahl von Experimenten aufgenommenen Abhängigkeit zu bestimmen, ist es erforderlich, die analytischen Ausdrucksformen zu finden, die annähernd die in den Experimenten erhaltenen Charakteristiken beschreiben, d. h. sie zu approximieren. Die Approximation der experimentell festgestellten Abhängigkeiten erlaubt die in den zahlreichen HLP-Experimenten erhaltene Information durch Analysen zu konzentrieren. Sie gestattet außerdem die Daten verschiedener Experimente für die nachfolgende Analyse anzupassen und vergleichbar zu machen, die mathematischen Methoden inbegriffen.

Es ist erforderlich, daß die Bedingungen für die Approximation die folgenden Ansprüche befriedigen: Der Annäherungsfehler darf den Meßfehler und die Parameterregistrierung der Herzarbeit beim Gebrauch des beschriebenen Apparaturenkomplexes von $\pm 6\%$ nicht überschreiten. Die Approximationsbedingungen müssen nach Möglichkeit einfach sein. Es ist auch wünschenswert, daß die Parameter der approximierten Bedingungen eine physiologische Interpretation zuassen.

## Die Auswahl der Bedingungen zur Approximation der venösen statischen Charakteristiken

Die ausgeglichenen graphischen Darstellungen der Funktionsabhängigkeiten $N = \psi(P_{r.v.})$ und $Q = \varphi(P_{r.v.})$, die durch die Versuchsergebnisse erhalten wurden, gestatten die Annahme, daß sie monotone und stetige Funktionen sind, ohne die I. und II. Ordnung durchbrechende Punkte, d. h. Funktionen mit Ableitung ersten und zweiten Grades in jedem beliebigen Punkt. Deswegen können beliebige dieser Punkte mit einer ausreichenden Genauigkeit durch Interpolation mit Hilfe eines Polynoms ersetzt werden, zum Beispiel einer Funktion vom Typ $N = N_0 + a_1 P_{r.v.} + a_2 P^2_{r.v.} + \cdots + a_n P^n_{r.v.}$. Um eine gute Übereinstimmung zwischen den gemessenen und den approximierten Kurven zu erreichen, ist es erforderlich, den Grad des Polynoms, d. h. die notwendige Höhe der Potenz in der approximierenden Reihe im Vergleich zum Verlauf der gemessenen Funktion zu beachten. Das ermöglicht eine sehr genaue Durchführung der Approximation. Außerdem, und das ist sehr wichtig, können die Koeffizienten der Glieder des Polynoms keine physikalische oder im gegebenen Fall physiologische Bedeutung haben, was die Analyse der experimentellen Daten erschweren würde. Wenn die Abhängigkeiten $N = \psi(P_{r.v.})$, $Q = \varphi(P_{r.v.})$ bei $P_a = \text{const.}$ in den zulässigen Belastungsgrenzen (siehe Abb. 16 und 17) registriert werden, haben die experimentellen Punkte eine geringe Streuung im Vergleich zur approximierten Kurve. Dabei werden zwei Arten von Abhängigkeiten angetroffen:
die lineare Abhängigkeit (Abb. 21a) $N = a P_{r.v.} + b$ (1)
und die exponentielle Abhängigkeit (Abb. 21b)

$$N = N_{\max}\left[1 - e^{-m(P_{rv} - P_0)}\right] \quad (2)$$

Die Abhängigkeiten für den Auswurf und die Schlagenergie sind analog.
Die Abhängigkeit der Leistung vom Druck im rechten Vorhof wird bei Veränderung des Druckes in den breiteren Grenzen über 100 bis 120 mm Wassersäule durch eine sich nicht wiederholende Exponentialkurve approximiert (Abb. 21b).
Somit erhalten wir bei Registrierung der venösen Herzcharakteristiken zwei Arten von Funktionsabhängigkeiten: die lineare und die nichtlineare (siehe Abb. 21), wo $[P^u_{r.v.}, P^0_{r.v.}]$ der Meßbereich der Druckänderungen im rechten Vorhof und $P^u_{r.v.}$, $P^0_{r.v.}$ die entsprechende untere und obere Druckgrenze bei der Registrierung der Charakteristiken sind. Bei der Extrapolation der Charakteristik in den Bereich $P_{r.v.} < P^u_{r.v.}$ schneidet die Kurve die Abszisse im Punkt $P_0$ und die Ordinate im Punkt $N_0$.

Hervorzuheben ist der sehr wichtige Umstand, daß sich die Exponenten auf Abb. 21b und 21c voneinander unterscheiden. Die exponentielle Abhängigkeit auf Abb. 21b sowie die lineare auf Abb. 21a wiederholen sich bei Aufnahme der Charakteristik $N = \psi(P_{r.v.})$ in beiden Richtungen der Argumentveränderung. Das kennzeichnet den beständigen Herzfunktionszustand. Die Determinierung der Leistungsabhängigkeit bei $n$-mal wiederholten Belastungsveränderungen ($n \geq 2$) ist das Kriterium einer solcher vom Herzen entwickelten Beständigkeit. Die lineare sowie auch die nichtlineare Abhängigkeit in Abb. 21a und 21b spiegeln die determinierte Herzarbeit in normalen Belastungsgrenzen wider. Der Exponent auf Abb. 21c approximiert die nichtwiederholbare Abhängigkeit, die bei Überschreiten der oberen Grenze der normalen Veränderungen des venösen Druckes erhalten wird, und zeigt das Verhalten des Herzens im Prozeß der Verschlechterung seines Funktionszustandes.

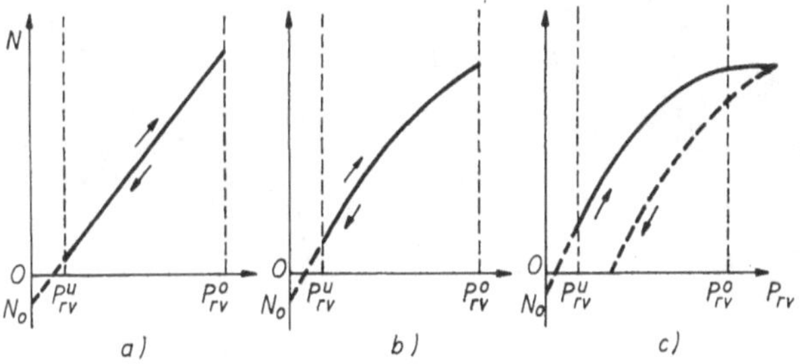


Abb. 21. Kurven zur Approximation der venösen statischen Charakteristiken.

Die Schwierigkeit bei der Auswahl der analytischen Darstellungen für die nichtlinearen Abhängigkeiten liegt in der Beschränktheit des Meßbereichs $P^o_{r.v.}$, $P^u_{r.v.}$, in dem der Herzfunktionszustand stabil bleibt. Das Überschreiten dieser Grenzen verändert den Funktionszustand, gibt aber gleichzeitig eine wesentliche Information über die Abhängigkeitsart. Die Versuche zur Durchführung einer Überschreitung der oberen Grenze $P^o_{r.v.}$ zeigen, daß die Kurve der Abhängigkeit der Leistung und entsprechend des Auswurfs vom Druck im rechten Vorhof ein Plateau bildet, das auch bei sehr hohen Druckwerten im rechten Vorhof ($P_{r.v.} \gg P^o_{r.v.}$) unverändert bleibt. Der exponentielle Ausdruck approximiert die Abhängigkeit $N = \psi(P_{r.v.})$ gut. Beim Überschreiten der oberen physiologischen Belastungsgrenze, wie es sich schon herausstellte, tritt in diesem Fall die Charakteristik als Funktion zweier variabler Größen auf und kann nicht wie im vorigen Sinn als statische Herzcharakteristik interpretiert werden.

## Approximation der experimentell erhaltenen Abhängigkeiten der Leistung vom Druck im rechten Vorhof

Der analytische Ausdruck der Abhängigkeit $N = \psi(P_{r.v.})$ entsprechend dem Kurventyp enthält zwei oder drei unbekannte Koeffizienten. Die Aufgabe der Approximation besteht darin, solche Werte der Koeffizienten $a$ und $b$ für die lineare Abhängigkeit nach (1) und $N_{max}$, $m$ und $p_0$ für die exponentielle Abhängigkeit nach (2) zu finden, bei denen die approximierten Abhängigkeiten den experimentellen Daten am besten entsprechen, d. h. man muß die vom Gesichtspunkt der Versuchsdaten wahrscheinlichsten Werte der unbekannten Koeffizienten finden.

Tabelle 6

| Punkt-nummern | $P_{rv}$ mm Wassersäule | $N_i$ | $P_i N_i$ | $P^2_{rvi}$ | $N_{approx.}$ | $\Delta$ | $\sqrt{\frac{\Sigma \Delta^2}{n}}$ | Erläuterung |
|---|---|---|---|---|---|---|---|---|
| 1 | | | | | | | | |
| 2 | | | | | | | | |
| 3 | | | | | | | | |
| . | | | | | | | | |
| . | | | | | | | | |
| . | | | | | | | | |
| $i$ | | | | | | | | |
| . | | | | | | | | |
| . | | | | | | | | |
| . | | | | | | | | |
| $n$ | | | | | | | | |
| Summen | $\alpha'$ | $\beta'$ | $\gamma'$ | $\lambda'$ | | | | $\delta\,\%=$ |
| Mittelwerte | $\alpha$ | $\beta$ | $\gamma$ | $\lambda$ | | | | |

Für diesen Zweck wird die Methode der kleinsten Quadrate ausgewählt, entsprechend der die wahrscheinlichsten Werte der Parameter solche sind, bei denen die Summe der Quadratabweichungen $J$ am kleinsten ist, d. h.:

$$J = \sum_{i=1}^{n} [N_i - \psi (P_{r.v_i}, N_{max}, m, p_0)]^2 < \Delta,$$

wo $J$ funktionell von den Koeffizienten abhängt und $\psi$ die zu approximierende Funktion ist.

Diese Methode verwenden wir zum analytischen Ausdruck der Formel (1) und nach entsprechender Umbildung zur Formel (2).

Die Koeffizienten $a$ und $b$ finden wir folgendermaßen. Wir stellen eine Tabelle auf (Tab. 6), wo

$P_{r.v.}$: iter Druckwert im rechten Vorhof

$N_i$: iter Leistungswert

$N_{approx} = a \cdot P_{r.v.}\, i + b$: approximierter Leistungswert

$\alpha'$: Summe der venösen Druckwerte, $\alpha' = \sum_{i=1}^{n} P_{r.v._i}$

$\alpha = \frac{\alpha'}{n}$: mittlerer venöser Druckwert sind.

Analog zur Bestimmung von $\alpha$ finden wir

$$\beta' = \sum_{i=1}^{n} N_i, \ \beta = \frac{\beta'}{n},$$

$$\gamma' = \sum_{i=1}^{n} P_{r.v._i} N_i, \ \gamma = \frac{\gamma'}{n},$$

$$\lambda' = \sum_{i=1}^{n} P_{r.v_i}^{2} i, \ \lambda = \frac{\lambda'}{n}$$

Aus den Gleichungen

$$\lambda a + \alpha b = \gamma$$

$$\alpha a + b \ = \beta$$

leiten wir ab

$$a = \frac{\gamma - \alpha\beta}{\lambda - \alpha^2}, \qquad b = \frac{\lambda\beta - \gamma\alpha}{\lambda - \alpha^2}.$$

Wir bilden die lineare Abhängigkeit durch den gefundenen Ausdruck

$$N_{\text{approx}} = a P_{r.v.} + b$$

und berechnen die Abweichungen $\Delta_i$ für jeden Punkt: $\Delta_i = N_i - N_{\text{approx}}$. Die mittlere Quadratabweichung finden wir mit Hilfe der Formel

$$\delta = \sqrt{\frac{\sum_{i=1}^{n} \Delta^2_i}{n}}$$

und drücken sie in Prozenten aus

$$\delta\,\% = \frac{\delta}{N_\beta} 100\%$$

wo $N_\beta$ der größte Leistungswert für eine gegebene Charakteristik ist ($\delta\%$ soll ein Meßfehler nicht größer als $\pm 6\%$ sein).
Ein Beispiel für die Linearapproximation der venösen statischen Charakteristik wird auf Abb. 22 gezeigt.

Die entsprechenden analytischen Darstellungen haben die Form

$$N = 8{,}6\, P_{r.v.} - 20 \ [\text{mW}]$$

$$Q = 0{,}038\, P_{r.v.} - 0{,}200 \ [\text{l/min}]$$

$$\delta_{\text{lin}} = 5{,}7\%$$

Auf der Abbildung sind die Kurven der exponentiellen Approximation durch

$N = 800\,\{1 - \exp[-0{,}023\,(P_{r.v.} - 13)]\}$ [mW]

$Q = 3{,}5\,\{1 - \exp[-0{,}021\,(P_{r.v.} - 12)]\}$ [l/min]

$\delta_{\exp} = 3{,}5\%$

dargestellt. Die Approximation wird durchgeführt bei

$15 \leq P_{r.v.} \leq 85$ mm Wassersäule

$P_a = 103 \pm 4$ mm Hg

Für die exponentielle Approximation der venösen statischen Charakteristik müssen durch den Ausdruck $N = N_{\max}\,[1 - e^{-m\,(P_{rv} - p_0)}]$ die Parameter $N_{\max}$, $m$ und $p_0$ bestimmt werden. Dazu formen wir den exponentiellen Ausdruck in einen linearen um.

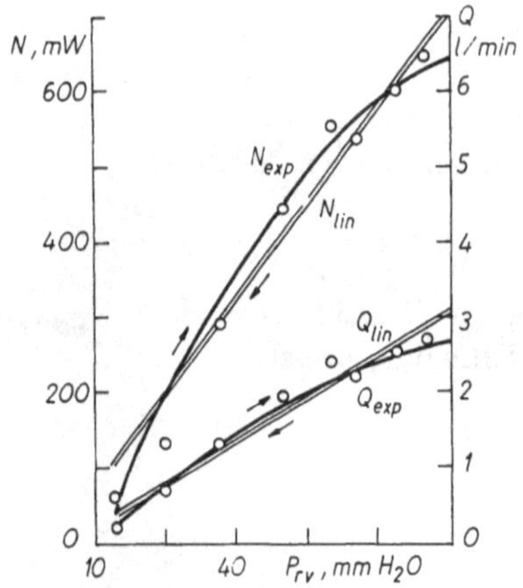


Abb. 22. Beispiel einer Approximation der Abhängigkeit der Leistung und des Auswurfs vom Druck im rechten Vorhof durch lineare und exponentiale analytische Ausdrücke.

Indem wir den Ausdruck (2) logarithmieren, erhalten wir

$$\ln\left(1 - \frac{N}{N_{\max}}\right) = -\,m\,(P_{r.v.} - p_0).$$

Nachdem $\ln\left(1 - \frac{N}{N_{\max}}\right) = \xi$, $-\,m = a_1$ und $m p_0 = b_1$ gesetzt wurden, erhalten wir die Linearabhängigkeit $\xi = a_1\,P_{r.v.} + b_1$. (3)

Wir stellen die Abhängigkeit graphisch dar, nachdem $N_{\max}$ ermittelt wurde

$$\ln\left(1 - \frac{N}{N_{\max}}\right) = \xi\,(P_{r.v.}).$$

Die Größe $N_{\max}$ wird approximativ bewertet, d. h. die experimentelle Abhängigkeit $N = \psi\,(P_{r.v.})$ wird extrapoliert.

Wenn die erhaltene Abhängigkeit linear ist, wurde der Wert $N_{max}$ richtig ausgewählt. Ist sie nicht linear, wählen wir einen anderen Wert aus (Abb. 23). Dabei können die Methode der kleinsten Quadrate und andere einfachere Methoden wie zum Beispiel die Methode „des gespannten Fadens“ Anwendung finden. Die Auslese von $N_{max}$ erfolgt so lange, bis der Fehler des Linearausdruckes der Approximation (3) den Meßfehler ($\pm 6\%$) nicht überschreitet.

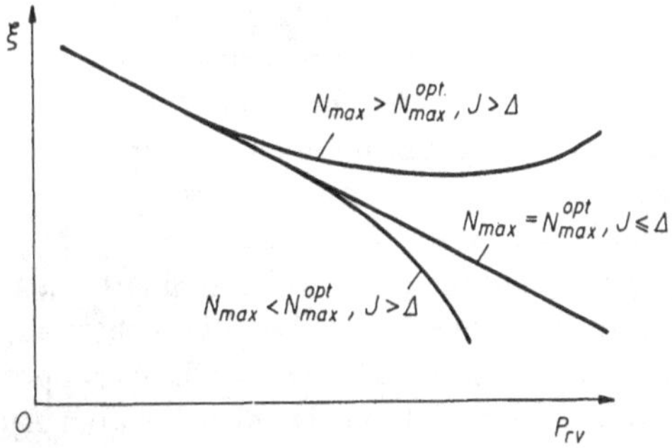


Abb. 23. Linearisierung nichtlinearer Charakteristiken bei Approximation.

Weiterhin bestimmen wir durch die Methode der kleinsten Quadrate $a_1$ und $b_1$ (die Methode ist analog derjenigen bei der Linearapproximation). Durch die Werte $a_1$ und $b_1$ bestimmen wir $m$ und $p_0$. Wir führen das Beispiel der Approximation der venösen statischen Charakteristik durch den Exponentialausdruck an. Dazu benutzen wir die schon früher (Abb. 16) betrachtete venöse Charakteristik. In Abb. 24 ist die graphische Approximation der Abhängigkeiten der Energie,

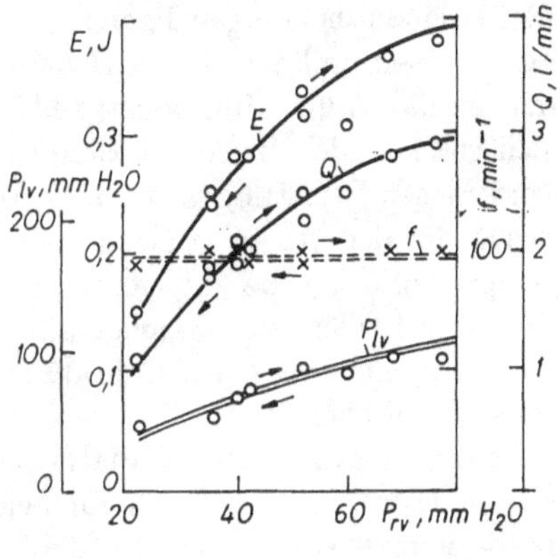


Abb. 24. Beispiel einer exponentiellen Approximation bei einer venösen statischen Charakteristik.

des Auswurfes, des Mitteldruckes im linken Vorhof und der Kontraktionshäufigkeit von dem Mitteldruck im rechten Vorhof aufgezeichnet. Der analytische Ausdruck dieser Abhängigkeiten für die Energie und den Auswurf lautet:

$Q = 3{,}2\,\{1 - \exp\,[-0{,}037\,(P_{r.v.} - 14)]\}$ [l/min],

$\delta = 3{,}4\%$;

$$E = 0{,}44\,\{1 - \exp[-0{,}033\,(P_{r.v.} - 12)]\}\quad [\mathrm{J}],$$

$$\delta = 3{,}6\%;$$

$$P_a \approx 100 \text{ mm Hg},$$

$$20 \leq P_{r.v.} \leq 80 \text{ mm Wassersäule}.$$

In Tab. 7 werden die Daten der Approximation von 18 venösen Charakteristiken aufgeführt. Die Abhängigkeiten der Leistung, des Auswurfs und der Schlagenergie vom Druck im rechten Vorhof sind approximiert. Die Charakteristiken wurden als lineare und nichtlineare Ausdrücke approximiert. Der Fehler der Linearapproximation der Leistung schwankte zwischen 2,3 und 7%. In der Mehrzahl der Charakteristiken überschritt er 6% nicht. Die Exponentialapproximation wurde mit einem Fehler von 2,0 bis 4,5% durchgeführt. Der Vergleich der bei der Approximation aller Abhängigkeiten als Linear- und Exponentialausdruck erhaltenen Fehler zeigt, daß die nichtlineare Approximation in der Regel genauer ist. Der mittlere Fehler der Linearapproximation macht nach den Daten von Tab. 7 4,6% und der der nichtlinearen Approximation 3% aus.

Die in Tab. 7 angeführten Charakteristiken teilen sich ihrem Charakter und den Beobachtungen nach in drei Gruppen. In die erste und zweite Gruppe gehen die Charakteristiken ein, die unter den Bedingungen eines stabilen Funktionszustandes des Herzens registriert wurden. Sie sind eindeutig, d. h. sie wiederholen sich bei Vergrößerung des $P_{r.v.}$ von $(P_{r.v.})$ min bis $(P_{r.v.})$ max und umgekehrt bei entsprechender Verkleinerung vom $P_{r.v.}$, was von einem unveränderlichen Herzfunktionszustand zeugt. Die Beständigkeit des Funktionszustandes wird durch die Fähigkeit des Herzens charakterisiert, eine Leistung zu entwickeln, die eindeutig einem beliebigen Paar $(P_{r.v.}, P_a)$ aus dem physiologisch zulässigen Bereich der venösen und arteriellen Druckwerte entspricht. Die erste und zweite Gruppe der in die Approximationstabelle eingehenden Charakteristiken unterscheiden sich voneinander durch den Charakter der Veränderungen des arteriellen Druckes bei venösen Belastungen. In der ersten Gruppe wurden die bei konstantem Mitteldruck in der Aorta registrierten Charakteristiken vereinigt. In der zweiten Gruppe sind die bei konstantem vorgegebenen Arteriendruck aufgenommenen Charakteristiken zusammengefaßt. Die Approximation dieser zwei Spezialarten der venösen statischen Charakteristiken offenbart keine wesentlichen Unterschiede zwischen ihnen. Sie werden beide mit dem gleichen Genauigkeitsgrad als lineare und exponentielle analytische Funktion approximiert, wobei Koeffizienten gleicher Größenordnung für beide Gruppen erhalten werden.

In die dritte Gruppe gehen drei bei Verschlechterung des Herzfunktionszustandes in Verbindung mit dem Überschreiten der normalen venösen Druckgrenzen registrierte Charakteristiken ein. Während sich bei Registrierung von Charakteristiken der ersten und zweiten Gruppe der Druck im rechten Vorhof in den Grenzen von 4 bis 135 mm Wassersäule bewegte — in der Mehrzahl der Fälle überschritt der oberste Wert nicht 100 mm $H_2O$ — so gehören zur dritten Gruppe Charakteristiken mit einer Druckhöhe im rechten Vorhof bis 160 mm $H_2O$. Der exponentielle Charakter der Abhängigkeit $N = \psi (P_{r.v.})$ wird in diesen Grenzen der Veränderung des venösen Druckes am deutlichsten aufgedeckt. Wenn wir die Fehlergrößen der linearen und nichtlinearen Approximation vergleichen, erkennen wir die klare Überlegenheit der letzten. Je weiter die Grenzen der Druckveränderung im rechten Vorhof sind, desto mehr nähert sich die zu approximierende Kurve der Exponentialkurve. Wesentlich ist, daß sich hierbei innerhalb der normalen physiologischen Grenzen der Druckveränderung im rechten Vorhof der Unterschied in der Genauigkeit der linearen und nichtlinearen Approximation verringert. Die lineare Approximation der Leistungsabhängigkeit vom Druck im rechten Vorhof ist in den normalen Grenzen außerordentlich einfach. Das ist bei der Analyse des Regulationsgesetzes der Herzleistungsfähigkeit und ihrer Verwendung für ein mathematisches Modell besonders wichtig. Die sorgfältige Analyse der experimentellen Daten zeigt, daß sogar in jenen Fällen, in denen eine

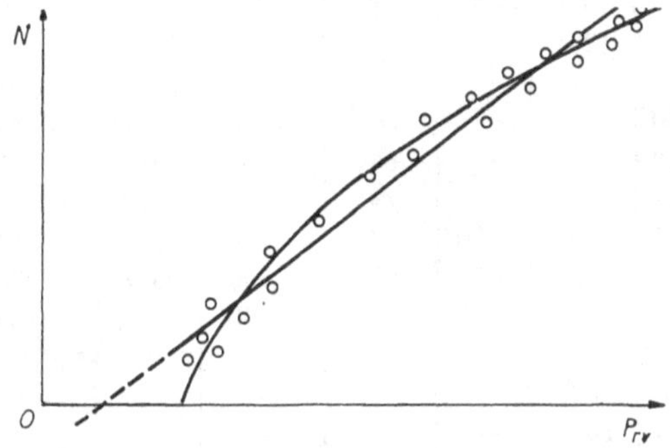


Abb. 25. Systematischer Fehler bei linearer Approximation.

Charakteristik mit gleichem Genauigkeitsgrad sowohl als Gerade als auch als Exponentialkurve approximiert wird, bei Approximation als Gerade eine Neigung zum Auftreten von systematischen Fehlern beobachtet wird. Im obersten und untersten Kurvenabschnitt wurden die Abweichungen von der approximierten Kurve mit dem Zeichen ≪—≫ charakterisiert. Die Abweichungen von dem mittleren Kurvenabschnitt wurden mit dem Zeichen ≪+≫ versehen. Bei der Approximation der Exponentialkurve ist die Streuung auf beiden Seiten der approximierten Kurve gleichmäßig (Abb. 25).

## Die physiologische Interpretation der Koeffizienten der analytischen Darstellungen der Leistungsabhängigkeit vom Druck im rechten Vorhof

Die in die approximierten Darstellungen von (1) und (2) eingehenden Koeffizienten lassen sich bequem mit den folgenden Größen verknüpfen, die eine physiologische Bedeutung haben.

$a$ — Koeffizient, der die vom Herzen entwickelte Leistung im Hinblick auf die Einheit der angewandten Druckänderung in mW/mm Wassersäule charakterisiert („Verstärkereigenschaften des Herzens“).

Tabelle 7

| Nummern der Exp. | lineare $y = a P_{r.v.} + b$ | | | | | | nichtlineare $y = y_{max}$ (1— exp | | | | | |
|---|---|---|---|---|---|---|---|---|---|---|---|---|
| | N | | Q | | E | | N | | | Q | | |
| | a, $\frac{mW}{mm\ Wassersäule}$ | b, [mW] | a, $\frac{cm^3}{min/mm\ Wassers}$ | b, $\frac{cm^3}{min}$ | a, $\frac{[J]}{mm\ Wassersäule}$ | b, [J] | $N_{max}$, [mW] | $p_0$, mm Wassersäule * | m, mm Wassersäule$^{-1}$ | $Q_{max}$ $\frac{cm^3}{min}$ | $p_0$, mm Wassersäule | m, mm Wassersäule$^{-1}$ |
| 87 | 8,6 | −20 | 38 | −200 | 0,004 | −0,013 | 800 | 13,0 | 0,023 | 3500 | 12,0 | 0,021 |
| 110 | 12,0 | 0 | 60 | 0 | 0,005 | 0 | 1150 | 0 | 0,020 | 5750 | 0 | 0,020 |
| 110 | — | — | 60 | −60 | 0,008 | −0,008 | — | — | — | — | — | — |
| 110 | — | — | 60 | −60 | 0,006 | −0,006 | — | — | — | — | — | — |
| 110 | — | — | 60 | −60 | 0,004 | −0,004 | — | — | — | — | — | — |
| 111 | — | — | 19 | 80 | 0,002 | −0,020 | — | — | — | 2600 | 22,0 | 0,014 |
| 117 | 3,0 | −30 | 17 | −150 | 0,002 | −0,017 | — | — | — | — | — | — |
| 121 | 11,0 | −55 | 50 | −250 | 0,007 | −0,035 | 700 | 14,0 | 0,040 | 3200 | 14,0 | 0,037 |
| 121 | 9,0 | −45 | 40 | −200 | 0,004 | −0,020 | 1100 | 4,0 | 0,020 | 4900 | 4,0 | 0,022 |
| 73 | 9,5 | −150 | — | — | — | — | 1000 | 17,0 | 0,010 | — | — | — |
| 74 | 10,6 | −70 | — | — | — | — | 1100 | 10,0 | 0,015 | — | — | — |
| 83 | 3,9 | −55 | — | — | — | — | 1000 | 26,0 | 0,006 | — | — | — |
| 85 | 8,0 | −40 | — | — | — | — | 825 | 9,0 | 0,016 | — | — | — |
| 85 | — | — | — | — | — | — | 650 | 16,0 | 0,018 | 3000 | 10,0 | 0,010 |
| 90 | 8,0 | −36 | — | — | — | — | 1000 | 13,0 | 0,013 | — | — | — |
| 108 | 5,3 | −16 | — | — | — | — | 720 | 12,0 | 0,011 | — | — | — |
| 108 | 3,6 | 0 | — | — | — | — | 650 | 26,0 | 0,013 | — | — | — |
| 108 | 3,5 | −3 | — | — | — | — | 600 | 25,0 | 0,012 | — | — | — |

* Der Fehler für die Approximation $E(P_{rv})$

$b$ — Leistung in mW, die vom Herzen bis zum Anfang des systolischen Auswurfs, d. h. in der isometrischen Kontraktion entwickelt wird.

$N_{max}$ — maximale Leistung in mW, die das Herz gegen gegebenen arteriellen Druck bei einem bestimmten Funktionszustand zu entwickeln vermag. Diese Größe ist asymptotisch. Es ist unmöglich, sie bei der experimentellen Registrierung der Charakteristik $N = \psi(P_{r.v.})$ zu erreichen, ohne dabei die determinierte Herzarbeit zu stören. Nachdem der venöse Druck eine gewisse Grenze $P^0_{r.v.}$ über-

| $[-m\,(P_{r.v.} - p_0)])$ E | | | Fehler der $N$ | | | | | | |
|---|---|---|---|---|---|---|---|---|---|
| $E_{max}$, [J] | $p_0$, mm Wassersäule | m, mm Wassersäule$^{-1}$ | $\delta$ lin % | $\delta$ exp % | $(P_{r.v.})$ min, mm Wassersäule | $(P_{r.v.})_{max}$, mm Wassersäule | $P_a$, mm Hg | $f$, min$^{-1}$ | Erläuterungen |
| 0,36 | 14,0 | 0,024 | 5,7 | 3,5 | 15 | 85 | 103 ± 4 | 128 ± 4 | Ständiger |
| 0,55 | 0 | 0,015 | 5,0 | 3,4 | 5 | 100 | 90 ± 2 | 137 ± 6 | Funktionszu- |
| — | — | — | 3,8* | — | 15 | 45 | 120 ± 5 | 120 ± 2 | stand |
| — | — | — | 3,0* | — | 15 | 45 | 90 ± 3 | 120 ± 5 | $P_a$ = const |
| — | — | — | 2,3* | — | 15 | 45 | 60 ± 3 | 120 ± 3 | |
| 0,35 | 23,0 | 0,012 | 3,3* | 2,7* | 35 | 110 | 90 ± 3 | 100 ± 5 | |
| — | — | — | 4,6 | — | 20 | 95 | 88 ± 2 | 100 ± 1 | |
| 0,44 | 12,0 | 0,033 | 4,0 | 3,4 | 20 | 80 | 100 ± 2 | 98 ± 2 | |
| 0,53 | 3,0 | 0,020 | 4,5 | 4,0 | 15 | 80 | 100 ± 1 | 134 ± 5 | |
| — | — | — | 4,7 | 3,0 | 20 | 70 | 100 ± 12 | 117 ± 3 | Ständiger |
| — | — | — | 3,3 | 3,0 | 10 | 60 | 110 ± 20 | 114 ± 4 | Funktions- |
| — | — | — | 4,7 | 2,3 | 30 | 135 | 105 ± 8 | 120 ± 5 | zustand |
| — | — | — | 6,0 | 3,0 | 15 | 100 | 117 ± 12 | 110 ± 5 | $P_a$ = const |
| 0,40 | 12,0 | 0,013 | — | 4,5 | 30 | 100 | 110 ± 10 | 105 ± 2 | |
| — | — | — | 4,3 | 3,0 | 15 | 110 | 116 ± 3 | 113 ± 6 | |
| — | — | — | 7,0 | 4,2 | 15 | 160 | 105 ± 5 | 105 ± 5 | Veränder- |
| — | — | — | 5,7 | 2,0 | 40 | 140 | 92 ± 7 | 117 ± 3 | licher Funk- |
| — | — | — | 6,0 | 2,7 | 50 | 140 | 85 ± 5 | 117 ± 3 | tionszustand |
| | | | $\delta_{mittl.} = 4{,}6$ | $\delta_{mittl.} = 3{,}0$ | | | | | $P_a$ = const |

schreitet, beginnt der Funktionszustand des Herzens sich irreversibel zu verschlechtern. Die in den Experimenten real erreichte Größe $N_{max}$ wird dem Wesen nach Funktion nicht nur des venösen Druckes, sondern auch des Funktionszustandes.

$p_0$ — Anfangsdruck im rechten Vorhof, nach dessen Erreichen das Herz fähig ist, die für den Auswurf irgendeines von 0 verschiedenen Blutvolumens notwendige Kraft zu entwickeln.

$m$ — Koeffizient, der in einer nichtlinearen Approximation die steile Abhängigkeit $N = \psi(P_{r.v.})$ charakterisiert. Die reziproke Größe von $m$ kann man als charakteristischen Druck des rechten Vorhofs bezeichnen. Der Koeffizient $\frac{1}{m}$ charakterisiert die Größe des Druckes, die einem bestimmten Leistungszuwachs entspricht, der manchmal gleich $N_{max}$ ist. Je größer $m$ und dementsprechend kleiner $\frac{1}{m}$ ist, desto geringer ist der für die Entwicklung ein und derselben Leistung erforderliche Druck im rechten Vorhof, desto steiler verläuft die Charakteristik. Somit kann der Koeffizient $m$ neben $N_{max}$ als Maß für den Herzfunktionszustand dienen.

## Venöse statische Charakteristiken, die aus dem Mitteldruck im linken Vorhof, aus dem enddiastolischen Druck und dem Volumen des linken Ventrikels erhalten wurden

Da die Erlangung von Charakteristiken des Herzens als ganzes Organ das Ziel unserer experimentellen Forschung war, betrachteten wir die Abhängigkeit der Kontraktionsenergie vom Mitteldruck im rechten Vorhof als eine venöse statische Charakteristik. Jedoch muß man berücksichtigen, daß die Arbeit des linken Ventrikels unmittelbar vom Blutzufluß in die linke Herzhälfte abhängt. Die Kennziffer dieses Zuflusses ist der Druck in den linken Herzhohlräumen am Ende der Ventrikeldiastole. In Verbindung damit betrachten viele Forscher, besonders Sarnoff und Michell (1961), als Hauptabhängigkeit die Kurve der Veränderung der Schlagenergie von dem enddiastolischen Druck im linken Ventrikel oder von dem Mitteldruck im linken Vorhof [179].

In der Abb. 26 werden zwei Abhängigkeiten des Auswurfs vom venösen Blutzufluß dargestellt. Die Kurve $Q\ (P_{r.v.})$ entstand aus dem Mitteldruck im rechten Vorhof. Die Kurve $Q\ (P_{l.v.})$ wurde aus den Mitteldruckwerten im linken Vorhof aufgebaut. Beiden liegen also experimentelle Messungen zugrunde. Es ist er-

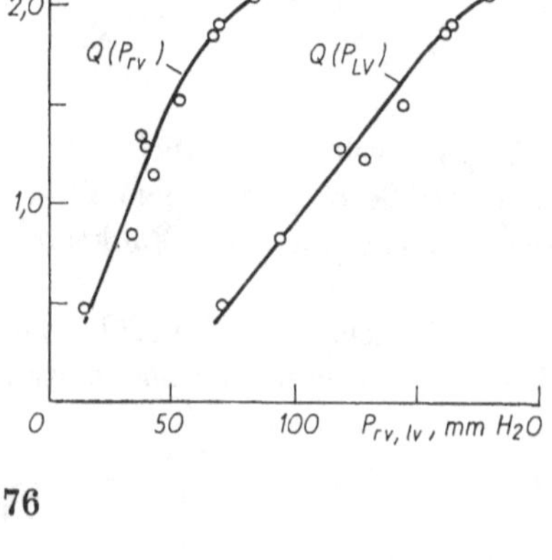


Abb. 26. Kurven der Abhängigkeit des Auswurfs vom Mitteldruck im rechten und linken Vorhof.

sichtlich, daß beide Abhängigkeiten ähnlichen Charakter haben. Der Unterschied zwischen ihnen besteht in einer Verschiebung der zweiten Kurve nach rechts auf Kosten der höchsten absoluten Größe des Mitteldruckes im linken Vorhof.
Die Abhängigkeit des Auswurfs oder der Energie vom Mitteldruck im rechten und linken Vorhof stimmen nicht nur qualitativ miteinander überein, sondern auch in den Charakteristiken, in denen der enddiastolische Druck oder das enddiastolische Volumen des linken Ventrikels als unabhängige Variable auftritt. Auf Abb. 27 wurden die in ein und denselben experimentellen Messungen gefundenen Abhängigkeiten des Auswurfs und der Schlagenergie vom Mitteldruck im rechten (a) und linken (b) Vorhof, vom enddiastolischen Druck im linken Ventrikel (c) und vom enddiastolischen Volumen des linken Ventrikels (d) dargestellt. Die letzte Größe wurde nach einer Formel auf Grund der Daten der Druckmessung [100] berechnet. In der Legende der Zeichnung sind die zugehörigen approximierten analytischen Ausdrücke angegeben. Aus der Abbildung geht hervor, daß in allen vier Fällen die Charakteristiken qualitativ übereinstimmten und sich nur die Größen der in die approximierten analytischen Ausdrücke eingehenden Koeffizienten voneinander unterscheiden. Daraus kann man schließen, daß die Wechselbeziehung zwischen dem Zufluß und der vom Herzen entwickelten Energie wahrscheinlich mit gleichem Genauigkeitsgrad beliebig aus den angegebenen Abhängigkeiten ermittelt werden können.

## Die Veränderung der Häufigkeit der Herzkontraktionen bei Registrierung venöser statischer Charakteristiken

Bei einem stabilen Herzfunktionszustand und konstanter Temperatur des zirkulierenden Blutes soll die Häufigkeit der Herzkontraktionen im HLP theoretisch unveränderlich [5, 53, 157, 158] bleiben und nicht von den dem Herzen auferlegten Belastungen abhängen.
Soweit in den Experimenten die Temperatur des zirkulierenden Blutes auf verschiedenen Werten zwischen 33 und 38 °C gehalten wurde, ergab die Kontraktionsfrequenz als bekannte Funktion der Temperatur in den verschiedenen Versuchen ungleiche Werte. Die Kontraktionshäufigkeit schwankte bei einer Bluttemperatur von 37 bis 38 °C zwischen 150 bis 190 Schlägen/min. Sie bewegte sich bei einer Temperatur von 33 $\pm$ 0,5 °C in der Mehrzahl der Fälle in den Grenzen von 110 bis 130 Schlägen/min und überschritt nicht 140 Schläge/min. Gerade bei dieser Temperatur wurden die meisten quantitativ wiederholbaren Charakteristiken bei einem stabilen Herzfunktionszustand erhalten.
Die Kontraktionsfrequenz des Herzens veränderte sich in unseren Versuchen bei Veränderung des Zuflusses in der Regel nur innerhalb der Grenzen der Meßgenauigkeit. Die mittlere Quadratabweichung bestand im Verlaufe des Experiments in 4 bis 6 Schlägen/min.
In einigen venösen Charakteristiken zeigte sich jedoch zwischen der Frequenz und der Druckhöhe im rechten Vorhof sowie dem Auswurf eine deutliche positive Be-

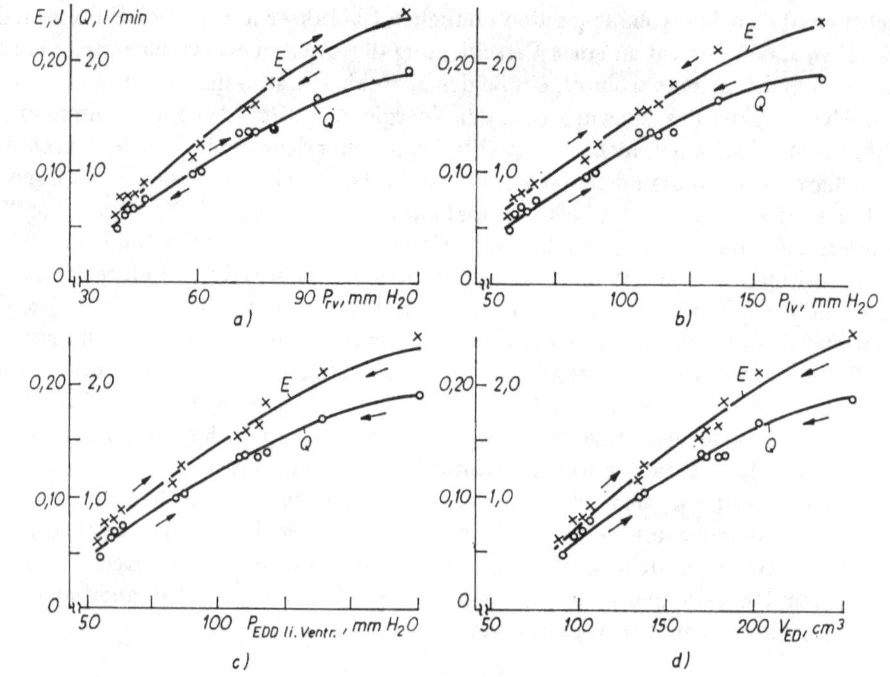


Abb. 27. Abhängigkeit des Auswurfs und der Schlagenergie vom Mitteldruck im rechten Vorhof (a), vom Mitteldruck im linken Vorhof (b), vom enddiastolischen Druck im linken Ventrikel (c) und vom enddiastolischen Volumen des linken Ventrikels (d). Die approximierenden analytischen Ausdrücke lauten:

(a) $E = 0{,}0024\, P_{r.v.} - 0{,}020, \quad \delta = 3{,}3\%$
$E = 0{,}35\, \{1 - \exp\,[-0{,}012\, (P_{r.v.} - 29)]\}, \quad \delta = 2{,}7\%$
$Q = 0{,}019\, P_{r.v.} - 0{,}080, \quad \delta = 4{,}6\%$
$Q = 2{,}6\, \{1 - \exp\,[-0{,}014\, (P_{r.v.} - 22)]\}, \quad \delta = 2{,}7\%$

(b) $E = 0{,}0016 \cdot P_{l.v.} - 0{,}020, \quad \delta = 3{,}8\%$
$E = 0{,}35\, \{1 - \exp\,[-0{,}008\, (P_{l.v.} - 32)]\}, \quad \delta = 3{,}0\%$
$Q = 0{,}012\, P_{l.v.} - 0{,}110, \quad \delta = 4{,}0\%$
$Q = 2{,}6\, \{1 - \exp\,[-0{,}009\, (P_{l.v.} - 33)]\}, \quad \delta = 2{,}7\%$

(c) $E = 0{,}0014\, P_{EDDl.v.} - 0{,}005, \quad \delta = 3{,}8\%$
$E = 0{,}35\, \{1 - \exp\,[-0{,}008\, (P_{EDDl.v.} - 28)]\}, \quad \delta = 2{,}5\%$
$Q = 0{,}012\, P_{EDDl.v.} - 0{,}04, \quad \delta = 4{,}0\%$
$Q = 2{,}6\, \{1 - \exp\,[-0{,}009\, (P_{EEDl.v.} - 29)]\}, \quad \delta = 2{,}0\%$

(d) $E = 0{,}012\, V_{ED} - 0{,}037, \quad \delta = 3{,}5\%$
$E = 0{,}35\, \{1 - \exp\,[-0{,}006\, (V_{ED} - 63)]\}, \quad \delta = 3{,}5\%$
$Q = 0{,}009\, V_{ED} - 0{,}25, \quad \delta = 3{,}7\%$
$Q = 2{,}6\, \{1 - \exp\,[-0{,}007\, (V_{ED} - 60)]\}, \quad \delta = 2{,}3\%$

$P_a = 90 \pm 3$ mm Hg
$f = 100 \pm 5\ \mathrm{min}^{-1}$

ziehung mit einem Korrelationskoeffizienten bis 0,98. Zur gleichen Zeit fehlte bei der Registrierung anderer venöser Charakteristiken, manchmal auch in diesen Versuchen, die Korrelation zwischen diesen Parametern oder war negativ. Bei der Aufnahme der venösen Charakteristiken werden die verschiedensten Korrelationskoeffizienten sowohl dem Vorzeichen als auch der Größe nach zwischen der Kontraktionshäufigkeit einerseits, dem Druck im rechten Vorhof und dem Auswurf andererseits von $-1$ bis $+1$ einschließlich der Koeffizienten um 0 erhalten. Es gibt mit anderen Worten keine bestimmte Korrelation zwischen diesen Größen. Wir ziehen in Betracht, daß es möglich ist, jene Fälle zu erklären, in denen die Korrelationskoeffizienten zwischen der Frequenz der Herzkontraktionen und dem Druck im rechten Vorhof groß sind.

Eine der möglichen Erklärungen für die Existenz einer positiven Korrelation zwischen der Frequenz und dem Druck im rechten Vorhof und folglich auch dem Auswurf besteht in den Schwankungen der Temperaturwerte infolge der Veränderung der Blutmenge, die bei venösen Belastungen durch den Wärmeaustauscher fließt. Die Vergrößerung des Auswurfs führt nicht selten bei Erhöhung des venösen Zuflusses zur Erhöhung der Temperatur um einige zehntel Grad, was sich auf die Kontraktionshäufigkeit auswirkt. Berechnungen zeigten, daß sich große Korrelationskoeffizienten zwischen $f$ und $Q$ häufig mit großen Korrelationskoeffizienten zwischen $f$ und $t^\circ$ verbinden. Es gibt jedoch auch solche Charakteristiken, in denen die positive Korrelation von $f$ und $P_{r.v.}$ sowie von $f$ und $Q$ nicht mit der Temperaturabhängigkeit verbunden ist. Man kann annehmen, daß die Erhöhung der Frequenz in diesen Fällen einer Vergrößerung der venösen Belastung als Folge der Vergrößerung des Adrenalinzustromes auftritt (siehe Methodik). Die Möglichkeit eines unmittelbaren Einflusses der Druckveränderung im rechten Vorhof auf die Häufigkeit der Erregungsauslösung im Sinusknoten kann ebenfalls nicht ausgeschlossen werden.

Welche Ursachen es auch immer sind, die die Abhängigkeit der Kontraktionsfrequenz von der venösen Belastung hervorrufen, sind diese Veränderungen so unbedeutend und unregelmäßig, daß sie keinen wesentlichen Einfluß auf den Charakter der Abhängigkeit der Herzleistung und des Herauswurfs vom venösen Druck haben.

## Der Einfluß der Höhe des arteriellen Druckes auf die venöse statische Charakteristik

Der systolische und folglich auch der mittlere Druck in der Aorta wird sich bei Veränderung des vorgegebenen venösen Druckes und bei konstantem Druck im arteriellen Reservoir des Systems in Abhängigkeit von der Vergrößerung oder Verkleinerung des systolischen Auswurfs verändern. Man erhält praktisch die Funktionsabhängigkeiten

$$N = \psi(P_{r.v.}), \quad Q = \varphi(P_{r.v.}) \quad \text{bei} \quad P_a = \text{const.} \pm \Delta,$$

wo $\Delta$ die durch die Veränderung des Auswurfs hervorgerufene Veränderung des Mitteldruckes in der Aorta ist.

Bei konstantem vorgegebenen arteriellen Druck von 80 mm Hg schwankt der Mitteldruck in der Aorta während der Aufnahme der Charakteristik gewöhnlich zwischen 95 und 120 mm Hg.

Man kann den Mitteldruck in der Aorta stabilisieren ($P_a$ = const.), indem man ihn durch Veränderung der Höhe der Blutsäule im arteriellen Reservoir auf seinem Ausgangsniveau bei Registrierung jedes Punktes hält. Diese Methode der Aufnahme der Charakteristiken ist jedoch kompliziert. Der Mitteldruck in der Aorta wird durch kompensierende Veränderungen des Blutspiegels im arteriellen Reservoir oder durch Regulierung des Lumens des Aortenkatheters mit Hilfe einer Klemme auf ein konstantes Niveau eingestellt. Wir heben hervor, daß es sogar bei sorgfältiger Durchführung nicht gelingt, in der Aorta den Mitteldruck völlig kon-

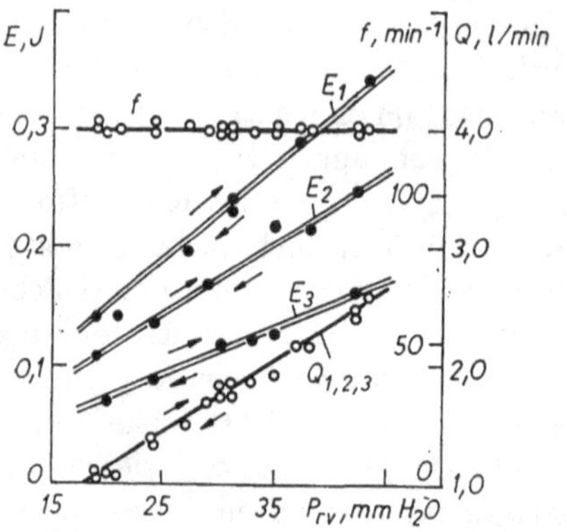


Abb. 28. Schar der Abhängigkeiten des Minutenvolumens und der Kontraktionsenergie des linken Ventrikels vom Mitteldruck im rechten Vorhof bei verschiedenen Größen des Mitteldrucks in der Aorta (60, 90, 120 mm Hg).

stant zu halten. Er schwankte in den Grenzen von 5%. Der Hauptmangel einer solchen Methode zur Registrierung der Charakteristiken besteht darin, daß der die Koronardurchblutung bestimmende diastolische Druck in der Aorta ständig verändert wird. Dabei kann der Herzmuskel nicht entsprechend der angewandten Belastung ernährt werden. Es entsteht ein Mißverhältnis zwischen der vom Herzen geförderten Leistung und dem den Koronarblutstrom sichernden Druck. Deshalb wurden in der Mehrzahl der Fälle die Charakteristiken bei konstant vorgegebenem Druck im arteriellen Reservoir registriert, was außerdem technisch bedeutend einfacher ist. Die parallele Registrierung der Charakteristiken nach den zwei oben erwähnten Methoden zeigt, daß es keine wesentlichen Unterschiede im Charakter der erhaltenen funktionellen Abhängigkeiten gibt. Die erste Methode ist physiologischer, da die Vergrößerung des venösen Zuflusses und des Herzauswurfes im Organismus von der Erhöhung des Mitteldruckes in der Aorta begleitet ist.

Werden die venösen Charakteristiken bei unterschiedlichen, aber nicht über die normalen Grenzen hinausgehenden Werten des Mitteldruckes in der Aorta aufgenommen, so erhält man die Kurvenschar der Abhängigkeiten der Leistung und des Auswurfs vom Druck im rechten Vorhof bei verschiedenen arteriellen Drücken. Wir betonen, daß es nicht leicht ist, experimentell eine solche Kurvenschar zu erhalten, da die Veränderungen des mittleren arteriellen Druckes, die durch den vorgegebenen arteriellen Druck innerhalb der zulässigen Grenzen gehalten werden, mit den Veränderungen infolge der Vergrößerung und Verkleinerung des Auswurfs im Prozeß der Registrierung der venösen Charakteristik vergleichbar sind. Deshalb ist es notwendig, den Mitteldruck in der Aorta zur Erlangung einer solchen Schar mit Hilfe einer Klemme am arteriellen Katheter genau bis zum vorgegebenen Niveau zu führen.

Auf Abb. 28 werden die Abhängigkeiten der Schlagenergie und des Auswurfs vom Druck im rechten Vorhof bei verschiedenem mittleren arteriellen Druck dargestellt. Die Kurven des Auswurfs verlaufen bei allen drei Größen des arteriellen Druckes praktisch gleich. Gleichzeitig sind die Energiekurven um so steiler, je höher der entsprechende arterielle Druck ist. Alle auf der Abbildung angeführten Abhängigkeiten werden durch Ausdrücke der Art approximiert, wie:

$$E_i = a_i P_{r.v.} + b_i \quad [\mathrm{J}]$$

$$Q_i = \alpha_i P_{r.v.} + \beta_i \quad [\mathrm{l/min}]$$

$$P_{ai} = \mathrm{const.}$$

| $i$ | $a$ | $b$ | $\alpha$ | $\beta$ | $P_a$ | $\delta_E$ % | $\delta_Q$ % |
|---|---|---|---|---|---|---|---|
| 1 | 0,008 | −0,008 | 0,06 | −0,06 | 120 | 3,8 | 3,0 |
| 2 | 0,006 | −0,006 | — | — | 90 | 3,0 | — |
| 3 | 0,004 | −0,004 | — | — | 60 | 2,3 | — |

$5 \leq P_{r.v.} \leq 30$ mm Wassersäule

## Der Einfluß des Herzfunktionszustands auf die venöse statische Charakteristik

Auf der Abb. 29 ist die Kurvenschar der Abhängigkeit des Auswurfs vom Druck im rechten Vorhof dargestellt. Diese Charakteristiken wurden im Experiment bei ständiger Verschlechterung des Herzfunktionszustandes erhoben. In Abhängigkeit vom Ausmaß der Entwicklung der Herzschwäche entsprechen ein und denselben-Druckwerten im rechten Vorhof immer niedrigere Auswurfs- und Leistungswerte. Jede folgende Etappe der Charakteristik ergab im Vergleich zu den vorangegangenen eine stärker geneigte Kurve der Veränderung des Auswurfs und der Leistung.

Bei gleichzeitiger Schwächeentwicklung des linken und rechten Herzens entsteht erstens eine Verkleinerung des Neigungswinkels der Kurve (Verkleinerung des Koeffizienten $m$) und zweitens eine starke Verschiebung der Kurve nach rechts, d. h. Erhöhung von $p_0$ (Abb. 30, Kurve 4).

Bei vorherrschender Schwäche des rechten Herzens (Kurve 3) wird im Anfangsteil der Kurve bei niedrigen venösen Belastungen ein charakteristischer steiler Auswurfsanstieg bei minimalem Druck im rechten Vorhof sichtbar, der für das Entstehen des Blutauswurfes notwendig ist, d. h. es erfolgt eine Verschiebung des Anfangspunktes der Kurve nach rechts.

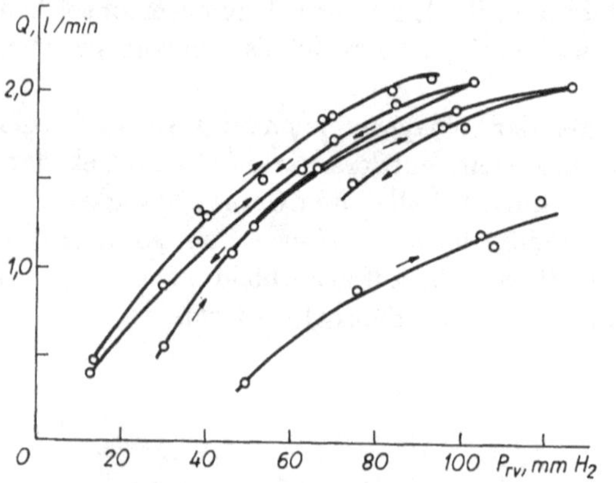


Abb. 29. Einfluß der Verschlechterung des Funktionszustandes des Herzens im Versuchsverlauf auf die venöse statische Charakteristik.

Bei der Schwächeentwicklung im linken Herzen (Kurve 2) wird der Anfangspunkt der Charakteristik gewöhnlich nicht verschoben, sondern der Neigungswinkel der Kurve verringert sich. Außerdem erfolgt ein steiles Anwachsen des Druckes im linken Vorhof.

Die Vergrößerung der Adrenalinkonzentration des im HLP zirkulierenden Blutes führt zur Verbesserung des Funktionszustandes des Herzens. Die venöse statische

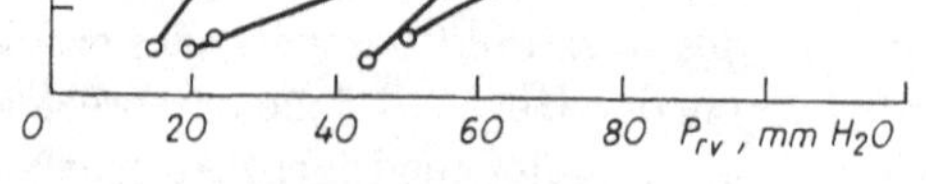


Abb. 30. Veränderung des Abhängigkeitscharakters des Auswurfs vom Druck im rechten Vorhof bei Entwicklung von Herzschwäche oder Schwäche eines Ventrikels:

1 — Kurve der Abhängigkeit im Normbereich;

2 — Kurve für ein Herz mit überwiegender Schwäche des linken Ventrikels;

3 — Kurve für ein Herz mit überwiegender Schwäche des rechten Ventrikels

4 — Kurve eines Herzens mit gleichmäßiger Schwächeentwicklung in beiden Ventrikeln.

Charakteristik verschiebt sich in Übereinstimmung damit nach links und nach oben (Abb. 31). Auf der Abbildung sind zwei venöse statische Charakteristiken dargestellt:

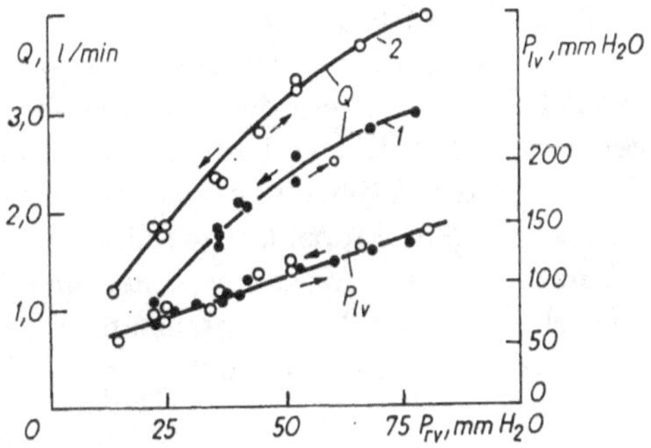


Abb. 31. Einfluß einer erhöhten Adrenalinkonzentration auf die venöse statische Charakteristik:
○ — Adrenalindosis 9 $\gamma$/min
● — Adrenalindosis 3 $\gamma$/min

1. bei einer Dosis von 3$\gamma$/min Adrenalin — Standardmethodik der biochemischen Stabilisierung,
2. bei Erhöhung der Adrenalindosis bis auf 9 $\gamma$/min.

Die zweite Charakteristik ist der ersten qualitativ ähnlich, jedoch verläuft die Kurve der Abhängigkeit des Auswurfs vom Mitteldruck im rechten Vorhof steiler. Sie beginnt bei niedrigerem Mitteldruck im rechten Vorhof und erreicht höhere Werte. Die Erhöhung der Adrenalindosis erweitert den Bereich der Druckveränderungen im rechten Vorhof, in dessen Grenzen man eine eindeutige Abhängigkeit erhalten kann.

Fassen wir nun die in diesem Kapitel dargelegten Ergebnisse zusammen.

Im Verlaufe eines Experiments arbeitet das isolierte Herz im HLP als determiniertes System mit der hohen Wahrscheinlichkeit von 0,99 in einem Vertrauensintervall, in dem die Abweichungen den Meßfehler von $\pm 6\%$ nicht überschreiten.

Eine determinierte Herzarbeit ist nur in bestimmten Grenzen venöser Belastung möglich. Bei beständigem vorgegebenen arteriellen Druck von 80 mm Hg verlaufen die Druckgrenzen im rechten Vorhof ungefähr zwischen 5 bis 10 und 100 bis 120 mm Wassersäule.

Die Abhängigkeiten $N = \psi(P_{r.v.})$ und $Q = \varphi(P_{r.v.})$ sind in diesen Grenzen eindeutig. Sie lassen sich analytisch mit Ausdrücken der Art $N = aP_{r.v.} + b$ für eine lineare Abhängigkeit oder $N = N_{\max}\,[1 - e^{-m(P_{rv} - p0)}]$ für eine exponentielle Abhängigkeit und mit analogen Ausdrücken für $Q$ und $E$ approximieren.

Bei Überschreitung der normalen Belastungsgrenzen, dem Mitteldruck im rechten Vorhof höher als 100 bis 120 mm Wassersäule, hören die vom Herzen entwickelte Leistung und der Auswurf auf, eindeutige Funktionen des Druckes im rechten Vorhof zu sein und werden bei weiterer Vergrößerung des venösen Druckes nicht verändert.

Die Registrierung venöser statischer Charakteristiken bei verschiedenen, aber die normalen Grenzen nicht überschreitenden Werten des Mitteldruckes in der Aorta ergibt eine Kurvenschar der Leistung und der Schlagenergie, in der der Neigungswinkel der Kurve und die Größe der maximalen Leistung proportional der Größe des arteriellen Druckes sind.

Der Neigungswinkel und die Lage des Anfangspunktes der Kurve der Abhängigkeit des Auswurfs und der Leistung vom Druck im rechten Vorhof hängen vom Funktionszustand des Herzens ab. Je besser er ist, desto größer ist der Neigungswinkel der Kurve und desto kleiner ist die Anfangsgröße des Mitteldruckes im rechten Vorhof. Die Verbesserung des Funktionszustandes des Herzens, z. B. bei Erhöhung der Adrenalinkonzentration, führt zu einer Verschiebung der venösen statischen Charakteristik nach links und nach oben und zur Erweiterung der Grenzen für die Aufnahme einer gleichbedeutenden Abhängigkeit. Bei Verschlechterung des Funktionszustandes verschiebt sich die venöse Charakteristik nach rechts und nach unten.

# 3 DIE ABHÄNGIGKEIT DER LEISTUNGSFÄHIGKEIT DES HERZENS VOM DRUCK IN DER AORTA (ARTERIELLE STATISCHE CHARAKTERISTIK)

In diesem Kapitel werden die Veränderungen des Auswurfs und der Leistung des isolierten Herzens bei stabilem venösen Zufluß und sich veränderndem arteriellen Druck betrachtet. Wenn der Mitteldruck im rechten Vorhof bei stabilem Funktionszustand eine eindeutige Funktion des venösen Zuflusses ist, stellen die arteriellen statischen Charakteristiken die Funktionsabhängigkeiten $N = g(P_a)$ und $Q = f(P_a)$ bei $P_{r.v.} = \text{const.}$ dar. Die arteriellen statischen Charakteristiken, ebenso wie die in dem vorherigen Kapitel betrachteten venösen Charakteristiken, wurden von einem Herzen erhalten, das bei völligem Fehlen der Neuroregulation, bei Stabilisierung der humoralen Regulation und bei konstanter Temperatur und Kontraktionsfrequenz arbeitet.

## Der Charakter der Abhängigkeit und Bedingungen für ihre Aufnahme

In den klassischen Untersuchungen von STARLING wurde festgestellt, daß die Quantität des durch das Herz gepumpten Blutes bei konstantem venösen Zufluß unveränderlich ist und sogar bei bedeutenden Veränderungen des arteriellen Widerstandes konstant bleibt ungeachtet dessen, daß bei vergrößertem Widerstand das Herz eine größere Arbeitsleistung vollbringen muß [53, 157, 158]. Das Anwachsen der Kontraktionsenergie bei Erhöhung des arteriellen Druckes erklärte Starling durch die Vergrößerung des enddiastolischen Volumens, was auf Rechnung einer zusätzlichen Dehnung des Herzens beim Auswurf des Ventrikelinhaltes gegen erhöhten Widerstand geschieht.

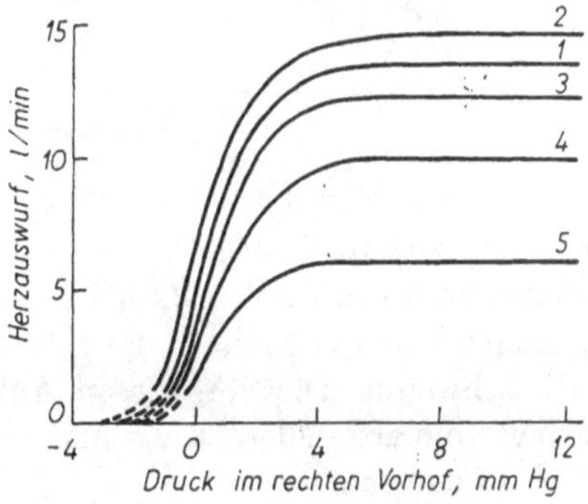


Abb. 32. Abhängigkeit der Kurve des Herzauswurfs vom arteriellen Widerstand (GUYTON, 1963):
1 — normale Belastung
2 — $^1/_2$ der normalen Belastung
3 — 1,3-faches der normalen Belastung
4 — 1,6-faches der normalen Belastung
5 — 3-faches der normalen Belastung

In späteren Forschungen wurden Tatsachen festgestellt, die nicht mit der von Starling beschriebenen Reaktion des Herzens auf die Veränderung des arteriellen Widerstandes übereinstimmten [5, 130, 147, 161, 180, 189].
Viele Autoren stellten fest, daß zwischen dem Herzauswurf und der arteriellen Belastung eine umgekehrt proportionale Abhängigkeit besteht [100, 130, 147, 161]. Nach der Meinung von GUYTON [125] sinkt die Herzfunktionskurve bei Ver-

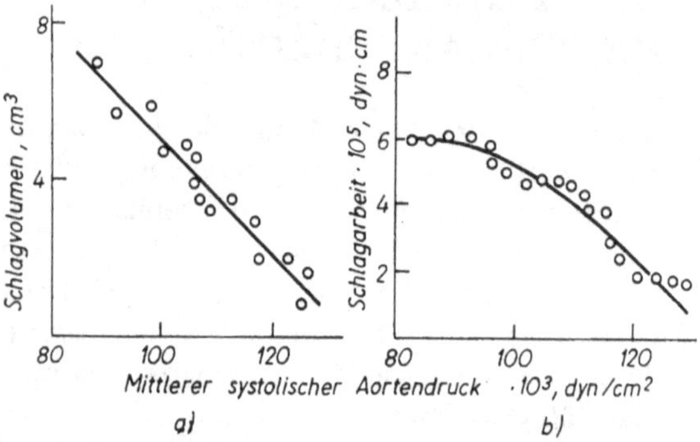


Abb. 33. Herzreaktion auf die Veränderung des arteriellen Druckes nach PIEPER und OGDEN (1964):
a — Abhängigkeit des Schlagvolumens vom mittleren systolischen Druck in der Aorta
b — Abhängigkeit der Schlagarbeit vom mittleren systolischen Druck in der Aorta.

größerung der arteriellen Belastung um so stärker, je größer die Belastung ist (Abb. 32). Aus der Arbeit von PIEPER und OGDEN [161] folgt, daß der Abfall des Schlagvolumens und der Schlagarbeit die unmittelbare Herzreaktion auf die Erhöhung des arteriellen Druckes ist (Abb. 33). Zu ähnlichen Forschungsergebnissen kamen IMPERIAL, LEVY, ZIESKE [130, 147]. Zur gleichen Zeit wurde in den Experi-

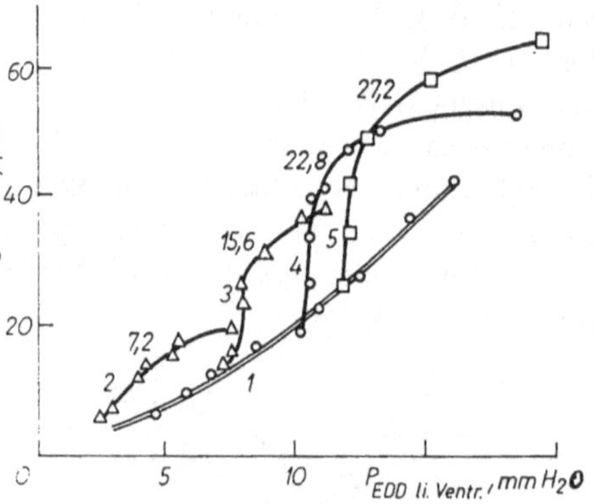


Abb. 34. Einfluß der arteriellen Belastung auf die Schlagarbeit des linken Ventrikels (SARNOFF u. a. 1960). Die Ziffern links von den Kurven bezeichnen das Schlagvolumen.

menten von SARNOFF [180], SONNENBLICK und DOWNING [189] festgestellt, daß die vom Ventrikel ausgeführte Arbeit bei konstantem enddiastolischen Druck eine Funktion des arteriellen Druckes ist und die Menge des ausgeworfenen Blutes bei genügend breiten Grenzen der arteriellen Belastungsveränderungen nur unwesentlich schwankt. Die von diesen Autoren erhaltenen Abhängigkeiten der Schlagarbeit vom arteriellen Druck bei konstantem venösen Zufluß sind auf den Abb. 34 und 35 dargestellt.

Auf der Abb. 34 ist die Illustration aus dem Artikel von Sarnoff [180] wiedergegeben, die die Vergrößerung der Schlagarbeit des linken Ventrikels ausschließlich auf Kosten des Anwachsens des arteriellen Druckes bei einigen konstanten Werten des enddiastolischen Druckes im linken Ventrikel zeigt. Die Kurve 1 drückt die Abhängigkeit der Schlagarbeit vom enddiastolischen Druck im linken Ventrikel bei konstant gehaltenem Druck in der Aorta aus. Die Kurven 2 bis 5 charakterisieren die Vergrößerung der Schlagarbeit nach Erhöhung des arteriellen Druckes bei vier verschiedenen Werten des Schlagvolumens.

In der Abb. 35 ist die von SONNENBLICK und DOWNING [189] erhaltene Kurvenschar aufgezeichnet, die die Abhängigkeit der Schlagarbeit vom Druck in der

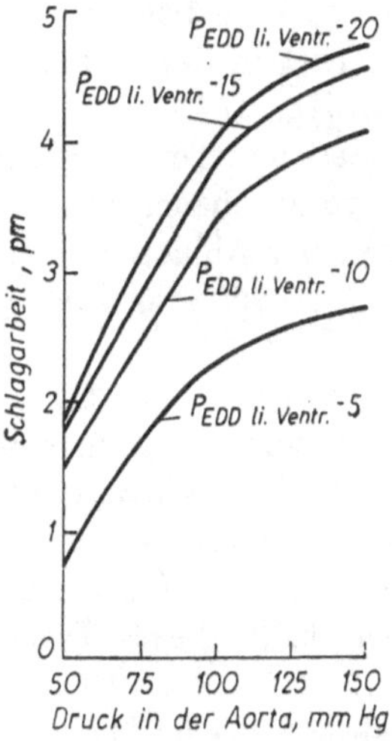


Abb. 35. Abhängigkeit der Schlagarbeit vom Druck in der Aorta nach SONNENBLICK und DOWNING, 1963. Jede Kurve wurde bei dem konstanten enddiastolischen Druck im linken Ventrikel erhalten, dessen Größe aus der Graphik ersichtlich ist.

Aorta bei vier verschiedenen Werten eines konstanten enddiastolischen Druckes verdeutlicht.

Der Vergleich der hier angeführten Daten zeigt eindeutig das Fehlen einer qualitativen Vorstellung von der Abhängigkeit der Leistungsfähigkeit des Herzens vom arteriellen Druck.

Die funktionellen Abhängigkeiten des Auswurfs und der Leistung vom Mitteldruck in der Aorta wurde von uns in 37 Experimenten registriert. Insgesamt wurden 82 Abhängigkeitskurven aufgenommen (Anhang II). In 15 Versuchen wurden 25 Kurven bei einer durchschnittlichen Temperatur von 37 bis 38 °C aufgenommen. Bei diesen Versuchen schwankte die Frequenz der Herzkontraktionen zwischen 150 und 190 Schlägen/min. Die restlichen Versuche wurden bei 33 °C registriert, dabei überschritt die Frequenz der Herzkontraktionen in der Regel nicht die Grenzen von 110 bis 130 Schlägen/min. Bei der Aufnahme jeder Charakteristik blieb die Schlagfolge des Herzens praktisch konstant. Die mittlere Quadratabweichung betrug $\pm 1$ bis $\pm 3\%$.

Ein großer Teil der arteriellen Charakteristiken wurde im Verlaufe von 20 bis

35 min registriert. Jede von ihnen bestand aus 16 bis 26 Punkten. Die ausführlichsten Charakteristiken wurden in einem Zeitraum bis zu 1 Std. und 17 min aufgenommen und umfaßten 54 bis 66 Punkte. Die kürzesten Charakteristiken bestehen aus 5 bis 6 Punkten und wurden in 7 bis 8 min registriert. Acht von den 82 Charakteristiken wurden in vier Versuchen bei Veränderung des Abflußwiderstandes mit Hilfe einer Klemme auf dem arteriellen Katheter des Systems registriert. In allen übrigen Fällen wurden die Belastungen durch Verstellung der Höhe des Blutniveaus im arteriellen Reservoir vorgenommen.

Bei der Registrierung der Abhängigkeit vom Druck in der Aorta betrugen die Grenzen der Veränderung des vorgegebenen arteriellen Druckes 10 bis 150 mm Hg. In drei Experimenten wurde der vorgegebene arterielle Druck kurzfristig bis auf Null reduziert. Der Druck in der Aorta schwankte bei der Registrierung der Charakteristiken zwischen 10 und 180 mm Hg. Er überschritt in der Mehrzahl der Charakteristiken nicht die Grenzen von 40 und 160 mm Hg.

Die Abhängigkeit des Auswurfs und der Leistung vom arteriellen Druck wurde bei konstantem Zufluß und den verschiedenen Größen des vorgegebenen venösen Druckes von 60 bis 400 mm Wassersäule registriert. Die arteriellen Abhängigkeiten wurden vor allem bei einem vorgegebenen venösen Druck von 200 mm Wassersäule aufgenommen.

Die Druckhöhe im rechten Vorhof hing bei der Registrierung der arteriellen Charakteristiken von der Höhe des vorgegebenen venösen Druckes, von den äußersten Veränderungen der arteriellen Belastung und von dem Herzfunktionszustand ab. In Abhängigkeit von den aufgezählten Faktoren veränderte sich der Druck im rechten Vorhof von 10 bis 230 mm Wassersäule. In 50 bei normalem Funktionszustand des Herzens registrierten Charakteristiken überschritt dieser Druck nicht die Grenzen von 10 bis 90 mm Wassersäule.

Wir beobachteten bei der Registrierung der arteriellen sowie auch der venösen statischen Charakteristiken zwei Zustände der Herztätigkeit, einen stabilen und einen labilen. In den ersten Experimenten gab die Entwicklung der Herzschwäche als Folge des außerordentlich hohen arteriellen Widerstandes oft nicht die Möglichkeit, die Bestimmung der Abhängigkeit des Auswurfs und der Leistung vom Druck in der Aorta zu wiederholen. Später wurden mit der Vervollkommnung der Methodik und der Bestimmung der zulässigen Belastungsgrenzen solche Abhängigkeiten erhalten, die für die stabile Herzarbeit charakteristisch sind (36 Charakteristiken). Eine von diesen Charakteristiken ist in Tabelle 8 dargestellt und graphisch in Abb. 36 ausgedrückt. Die Abhängigkeit $N = g\,(P_a)$ wird als Gerade approximiert

$N = 2{,}65\,P_a$ [mW]

$\delta = 3{,}4\%$

$30 \leq P_a \leq 150$ mm Hg,

$P_{r.v.} \approx$ 25 mm Wassersäule,

$P_{l.v.} \approx 110$ mm Wassersäule.

Aus der Abbildung ist ersichtlich, daß bei Steigerung des Mitteldruckes in der Aorta von 34 bis auf 152 mm Hg die vom linken Ventrikel entwickelte Leistung mit der Vergrößerung des Druckes anwächst, wobei die Abhängigkeit einen linearen Charakter hat. Die Kurve der Leistungsabhängigkeit vom Druck in der Aorta, die bei Erhöhung der arteriellen Belastung erhalten wird, fällt mit der

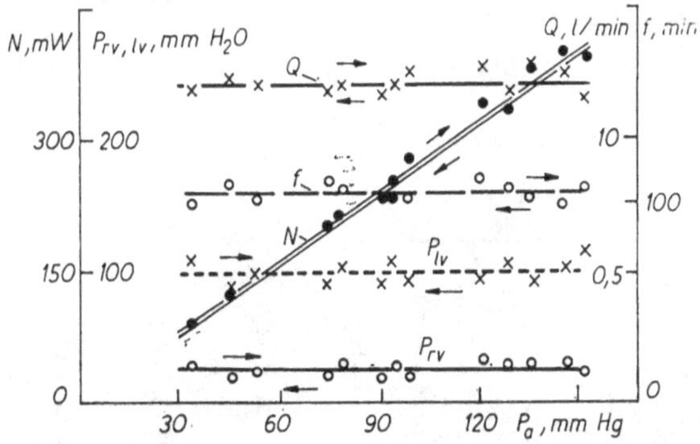


Abb. 36. Arterielle statische Charakteristik.

Kurve zusammen, die die Abhängigkeit bei Verringerung der Belastung wiedergibt. Die Streuung der Meßpunkte überschreitet bei Registrierung der Charakteristiken in beiden Richtungen nicht die Meßfehler. Dabei sind der Auswurf und der Mitteldruck im rechten und im linken Vorhof praktisch konstant. Die Kon-

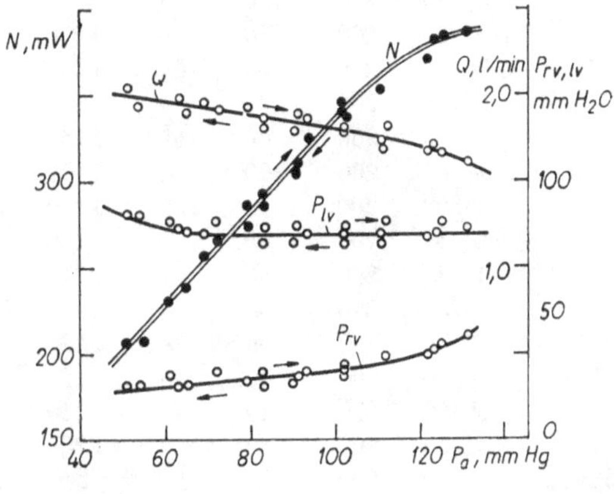


Abb. 37. Arterielle statische Charakteristik, deren Aufnahme von einer Verringerung des registrierten Auswurfes bei Erhöhung des Mitteldrucks im rechten Vorhof in Abhängigkeit von der Vergrößerung des Druckes in der Aorta begleitet ist.

stanz des Druckes im rechten Vorhof bei Anwachsen der Herzleistung ist besonders wichtig, da sie auf die Bedeutung des arteriellen Druckes als unabhängigem Regulator der Herzleistung bei unverändertem venösen Druck hinweist.

Wie bei Registrierung der venösen Charakteristiken in den normalen Grenzen reagiert das Herz auf die arterielle Belastung als determiniertes System. Seine Reaktion, die als Vergrößerung der entwickelten Leistung in Abhängigkeit von der Zunahme des Mitteldruckes in der Aorta bei Aufrechterhaltung eines konstanten Minutenvolumens auftritt, ist eindeutig.

Die Druckerhöhung in der Aorta wurde in einigen Experimenten von einer unbedeutenden Verringerung des Auswurfs begleitet. Das ist offensichtlich dadurch zu erklären, daß bei Aufrechterhaltung eines konstanten Minutenvolumens die in die Koronargefäße geleitete Blutmenge sich proportional zum arteriellen Druck vergrößert und der von uns registrierte Auswurf $Q$ sich um eine entsprechende Größe vermindert. Eine solche Charakteristik ist auf der Abb. 37 zu sehen. Infolge der Vergrößerung des koronaren Blutstromes entsteht gleichzeitig mit der Verringerung des Auswurfs eine kleine Erhöhung des Herzdruckes im rechten

Tabelle 8

| Punktnummern | Zeit Std. min. Sek. | $P_v^s$ mm Wassersäule | $P_a^s$ mm Hg | $P_a$ mm Hg | $Q$, cm³/min | $N$ [mW] | $P_{rv}$ mm Wassersäule | $P_{lv}$ mm Wassersäule | $f$, min⁻¹ | t, °C |
|---|---|---|---|---|---|---|---|---|---|---|
| 20* | 13. 29. 10 | 200 | 80 | 99 | 1260 | 278 | 20 | 92 | 104 | — |
| 21 | 30. 30 | 200 | 100 | — | 1250 | — | — | — | — | 33,2 |
| 22* | 32. 30 | 200 | 100 | 120 | 1270 | 338 | 25 | 95 | 113 | — |
| 23 | 33. 30 | 200 | 120 | — | 1250 | — | — | — | — | — |
| 24* | 34. 45 | 200 | 120 | 135 | 1280 | 384 | 29 | 94 | 104 | — |
| 25 | 35. 35 | 200 | 130 | — | 1270 | — | — | — | — | 33,3 |
| 26* | 36. 40 | 200 | 130 | 145 | 1250 | 402 | 30 | 104 | 101 | — |
| 27 | 37. 50 | 200 | 140 | — | 1140 | — | — | — | — | — |
| 28* | 39. 20 | 200 | 140 | 152 | 1150 | 388 | 23 | 114 | 109 | — |
| 29 | 41. 55 | 200 | 120 | — | 1170 | — | — | — | — | — |
| 30* | 43. 00 | 200 | 120 | 127 | 1190 | 334 | 30 | 105 | 109 | 33,4 |
| 31 | 43. 55 | 200 | 80 | — | 1190 | — | — | — | — | — |
| 32* | 45. 45 | 200 | 80 | 94,5 | 1210 | 253 | 27 | 107 | 104 | 33,4 |
| 33 | 46. 55 | 200 | 60 | — | 1200 | — | — | — | — | — |
| 34* | 47. 50 | 200 | 60 | 78,5 | 1220 | 213 | 28 | 103 | 109 | 33,2 |
| 35 | 49. 20 | 200 | 40 | — | 1200 | — | — | — | — | — |
| 36* | 50. 50 | 200 | 40 | 54 | 1210 | 144 | 22 | 98 | 104 | — |
| 37 | 51. 50 | 200 | 30 | — | 1230 | — | — | — | — | — |
| 38* | 53. 40 | 200 | 30 | 45 | 1240 | 124 | 21 | 88 | 110 | 32,8 |
| 39 | 55. 25 | 200 | 20 | — | 1200 | — | — | — | — | — |
| 40* | 56. 50 | 200 | 20 | 34 | 1180 | 90 | 28 | 108 | 101 | 32,9 |
| 41 | 58. 25 | 200 | 60 | — | 1180 | — | — | — | — | — |
| 42* | 14. 00. 00 | 200 | 60 | 75 | 1190 | 198 | 20 | 87 | 112 | — |
| 43 | 00. 50 | 200 | 80 | — | 1180 | — | — | — | — | — |
| 44* | 01. 40 | 200 | 80 | 90 | 1180 | 235 | 19 | 87 | 103 | — |

* Punkte des angestrebten Zustandes, nach denen die Graphik in der Abb. 36 aufgebaut ist.

Vorhof, weshalb sich der Gradient des Zuflusses entsprechend vermindert. Jedoch sind alle diese Veränderungen so unbedeutend, daß sie am Charakter der oben beschriebenen Abhängigkeit der Leistung des linken Ventrikels vom arteriellen Druck fast nichts ändern.

Die auf Abb. 37 dargestellte Leistungskurve läßt sich in ihrer Charakteristik mit einem ausreichenden Genauigkeitsgrad als Gerade approximieren. Wie bei dem auf Abb. 36 dargestellten Fall mit dem konstanten Auswurf, wird hier die Leistung nur durch die Größe des arteriellen Druckes reguliert, was durch die Beständigkeit des Druckes im linken Vorhof bewiesen wird.

Wenn der arterielle Druck die festgesetzten unteren oder oberen Grenzen überschreitet, veränderte sich das Bild wesentlich. Betrachten wir zum Beispiel zwei auf den Abb. 38 und Abb. 39 dargestellte Abhängigkeiten.

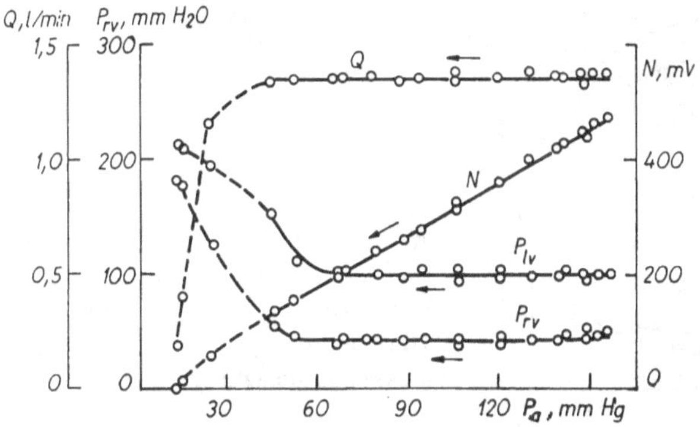


Abb. 38. Abhängigkeit des Auswurfs, der Leistung und des Druckes im rechten und linken Vorhof vom arteriellen Druck bei Überschreitung der unteren Grenze der zulässigen Belastung.

Die Abb. 38 zeigt eine Verschlechterung des Herzfunktionszustandes bis zu seinem Zusammenbruch bei übermäßiger Verringerung des arteriellen Druckes. Die Punkte, die durch die punktierte Linie verbunden sind, entsprechen den nicht erreichten Bedingungen der Herzarbeit. Der Abfall des arteriellen Druckes unter 40 bis 50 mm Hg rief einen Abfall des Auswurfs und der Leistung sowie die Erhöhung des Druckes im rechten und linken Vorhof hervor. Solche Erscheinungen wurden auch bei übermäßiger Erhöhung des arteriellen Druckes über 130 mm Hg beobachtet. Aus der Abb. 39 ist ersichtlich, daß es bei Übertretung der oberen Grenzen des zulässigen Druckes in der Aorta nicht gelingt, wiederholbare Herzcharakteristiken zu erhalten, da die Herzarbeit nicht mehr determiniert ist. Unter solchen Bedingungen beginnt der bis dahin noch konstant gewesene Druck im rechten und linken Vorhof sich schon vor dem Absinken des Auswurfs zu erhöhen. Das führt dazu, daß die Herzleistung bei konstantem venösen Zufluß aufhört, die Funktion von nur einer Veränderlichen, dem Druck in der Aorta, zu sein.

Somit gibt es für die arteriellen und venösen Belastungen einen Bereich, in dessen Grenzen gesetzmäßig wiederholbare eindeutige Abhängigkeiten des Auswurfs und der Herzleistung vom Mitteldruck in der Aorta erhalten werden. In den Grenzen dieses Bereiches reagiert das Herz auf die Belastung wie ein determiniertes System. Außerhalb seiner Grenzen ist die Herzarbeit nicht determiniert. Die durchgeführten Experimente zeigen, daß die Grenzen für verschiedene Herzen unterschiedlich sein können. Es gibt Herzen, für welche die höchste Grenze der arteriellen Belastung bei 120 bis 130 mm Hg Mitteldruck in der Aorta liegt, während andere bei 140 und 150 mm Hg gut arbeiten. Ähnlich verhält es sich mit der unteren Grenze. So gibt es Herzen, die bei einem Mitteldruck in der Aorta von 35 bis 40 mm Hg noch gut arbeiten, während die Arbeit anderer schon bei einer Verringerung des Druckes auf 60 mm Hg nicht mehr determiniert ist. Auf Grund der großen Anzahl an Experimenten kann man im Durchschnitt einen Druck in der Aorta zwischen 40 bis 50 und 140 bis 150 mm Hg als zulässige Grenzen der arte-

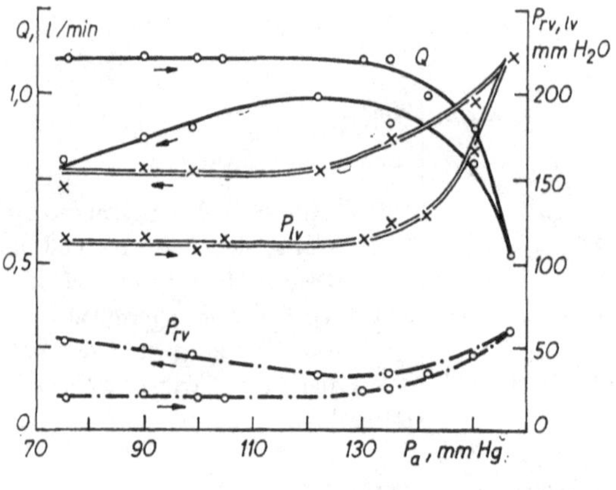


Abb. 39. Abhängigkeit des Auswurfs und des Druckes im rechten und linken Vorhof vom arteriellen Druck bei Überschreitung der oberen Grenze der zulässigen Belastung.

riellen Belastung bezeichnen. Bei Verringerung des arteriellen Druckes unter diese Grenzen tritt Herzschwäche anscheinend wegen der Ernährungsstörungen des Herzmuskels infolge ungenügender Koronardurchblutung ein. Das Überschreiten der maximalen Normgrenze bezeichnet die Überlastung des Herzens durch den peripheren Widerstand. Weiter unten wird gezeigt, wie sich diese Grenzen in Abhängigkeit vom Herzfunktionszustand verändern können.

Somit ist der Auswurf in bestimmten Grenzen des arteriellen Druckes vom Druck in der Aorta unabhängig (invariant), während in jenen Grenzen zwischen der Leistung und dem Druck in der Aorta eine enge Funktionsabhängigkeit besteht, die einer Linearen nahe ist.

Die Vergrößerung der in den beschriebenen Charakteristiken vom Herzen entwickelten Leistung ist ausschließlich durch die Erhöhung des arteriellen Druckes bedingt, was durch die Unveränderlichkeit des Mitteldruckes im linken Vorhof innerhalb der normalen Grenzen der arteriellen Belastung unterstrichen wird. Der Korrelationskoeffizient zwischen dem Druck im linken Vorhof und der Leistung des linken Ventrikels ist in diesen Grenzen in der Mehrzahl der Fälle nahe Null. Wenn der Mitteldruck im linken Vorhof sehr eng mit dem enddiastolischen Druck im linken Ventrikel korreliert — nach den Daten unserer Experimente liegt der

Korrelationskoeffizient dafür zwischen 0,95 und 0,98 bei $P > 0{,}999$ — kann man darauf schließen, daß unter Berücksichtigung der Kontrollfehler die arterielle statische Charakteristik in den normalen Grenzen der Druckveränderung in der Aorta bei konstantem enddiastolischen Druck im linken Ventrikel erhalten wird.
Bei der Bestimmung der Approximation in den Experimenten zur statischen arteriellen Charakteristik richteten wir uns nach den gleichen Prinzipien und machten von den gleichen methodischen Verfahren Gebrauch wie auch bei der Analyse der venösen Charakteristiken.
Wenn die Abhängigkeit der vom linken Ventrikel entwickelten Leistung vom Mitteldruck in der Aorta innerhalb der normalen Grenzen des arteriellen Druckes approximiert wird, läßt sich der analytische Ausdruck $N = cP_a + d$, der die lineare Abhängigkeit der Leistung vom Mitteldruck in der Aorta beschreibt, anwenden.
In der Mehrzahl der Fälle ist der Auswurf konstant ($Q$ = const.). Dabei ist offensichtlich $d = 0$, $c = \xi P_a$, wobei $\xi$ einen Meßkoeffizienten darstellt.
Ein Beispiel für die lineare Approximation der arteriellen Charakteristik ist auf Abb. 36 zu sehen. Die Resultate der linearen Approximation der arteriellen Charakteristiken sind in der Tab. 9 aufgeführt.

Tabelle 9

| Nummern der Experimente | Koeffizient $c$, $\frac{[mW]}{mm\ Hg}$ | $d$, [mW] | $\delta$ % | $Q$ cm³/min | $(P_a)_{min}$ mm Hg | $(P_a)_{max}$ mm Hg | $f$, min⁻¹ | $P_{r.v.}$ mm Wassersäule | $P_{l.v.}$ mm Wassersäule | Erläuterung |
|---|---|---|---|---|---|---|---|---|---|---|
| 77 | 2,85 | −40 | 1,0 | 1700 ± 150 | 35 | 125 | 160 ± 5 | 15 ± 5 | 70 ± 10 | Er- |
| 77 | 3,50 | 8 | 3,0 | 1600 ± 100 | 55 | 145 | 168 ± 2 | 25 ± 3 | 100 ± 5 | höhung |
| 79 | 4,50 | 0 | 3,9 | 2000 ± 100 | 50 | 130 | 110 ± 5 | 40 ± 3 | 140 ± 20 | der |
| 89 | 2,65 | 0 | 3,4 | 1200 ± 50 | 35 | 150 | 110 ± 3 | 25 ± 5 | 100 ± 5 | Adre- |
| 95 | 2,70 | 0 | 2,1 | 1200 ± 100 | 55 | 125 | 95 ± 4 | 45 ± 2 | 100 ± 3 | nalin- |
| 95 | 2,40 | 15 | 2,0 | 1100 ± 50 | 55 | 130 | 100 ± 2 | 60 ± 2 | 115 ± 5 | dosis |
| 95 | 2,20 | −10 | 2,7 | 1000 ± 50 | 55 | 125 | 100 ± 3 | 80 ± 3 | 120 ± 3 | |
| 110 | 2,40 | 0 | 0,5 | 1100 ± 50 | 50 | 130 | 120 ± 3 | 8 ± 2 | 55 ± 5 | |
| 110 | 4,00 | 0 | 1,5 | 1800 ± 150 | 50 | 130 | 120 ± 2 | 20 ± 3 | 75 ± 5 | |
| 110 | 4,80 | 0 | 0,9 | 2200 ± 100 | 50 | 130 | 120 ± 3 | 40 ± 3 | 105 ± 5 | |
| 120 | 3,20 | 60 | 2,3 | 1400 ± 150 | 50 | 130 | 130 ± 5 | 30 ± 10 | 85 ± 3 | |

## Der Einfluß der Größe des venösen Zuflusses auf die arterielle statische Charakteristik

In einer Versuchsreihe wurden an ein und demselben Herzen Scharen von arteriellen Charakteristiken bei verschiedenen venösen Belastungen erhalten, die die normalen Druckgrenzen im rechten Vorhof nicht überschritten.

Wie zu erwarten war, erwiesen sich die Größen des Auswurfs und der Energie bei Registrierung der Charakteristiken für den Druck in der Aorta von den venösen Belastungen abhängig. Je höher der vorgegebene venöse Druck und folglich auch der Druck im rechten Vorhof ist, um so höher ist das Niveau des konstanten Auswurfs innerhalb der normalen Grenzen des arteriellen Druckbereiches und um so höher liegt und steiler steigt die Kurve der Veränderung der Schlagenergie. Auf Abb. 40 wird die Schar der arteriellen Charakteristiken bei drei Größen des Mitteldrucks im rechten Vorhof dargestellt. Während der Registrierung jeder einzelnen Charakteristik blieb der Auswurf konstant und wurde auf der Höhe von 1100, 1800 und 2200 ml/min gehalten. Die entsprechend approximierte Abhängigkeit hat den Ausdruck:

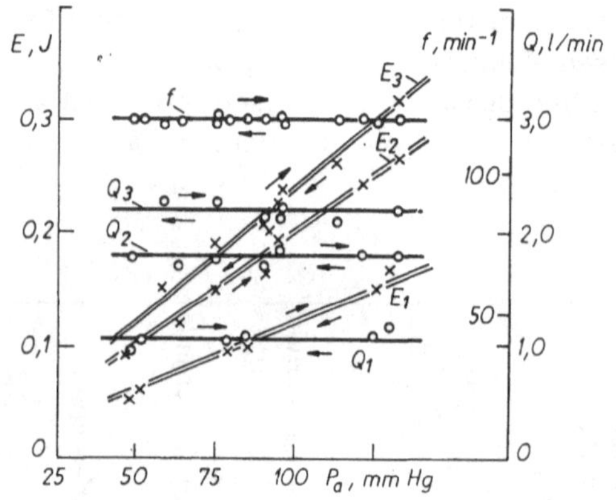


Abb. 40. Schar der Abhängigkeiten der Kontraktionsenergie des linken Ventrikels vom Mitteldruck in der Aorta bei verschiedenen Größen des Mitteldruckes im rechten Vorhof.

$E_i = c_i P_a$ [J]

| $i$ | $c$ | $P_{r.v.}$ | $P_{l.v.}$ | $\delta\%$ |
|---|---|---|---|---|
| 1 | 0,0012 | 8 | 55 | 0,5 |
| 2 | 0,0020 | 20 | 75 | 1,5 |
| 3 | 0,0024 | 40 | 105 | 1,0 |

$P_{r.v._i} \approx$ const.,

$P_{l.v._i} \approx$ const.,

$50 \leq P_a \leq 140$ mm Hg.

## Der Einfluß des Funktionszustandes des Herzens auf die arterielle statische Charakteristik

Mit der Verschlechterung des Herzfunktionszustandes läßt sich im Verlaufe eines Experiments eine Schar arterieller Charakteristiken erhalten, von denen jede folgende niedriger als die vorhergehende liegt und parallel zu dieser verläuft. Auf der Abb. 41 ist eine solche Kurvenschar des Auswurfs und der Leistung bei Druckveränderungen in der Aorta innerhalb der normalen Grenzen dargestellt. Bei stark ausgeprägter Herzschwäche bekommt die Abhängigkeit des Auswurfs und der Leistung vom Druck in der Aorta ein völlig anderes Aussehen (Abb. 42). Der Bereich der „reinen“ Abhängigkeit der Leistung vom Druck in der Aorta, der sich mit dem Bereich des konstanten Auswurfs deckt, wird sehr stark eingeschränkt. Überschreitet der mittlere arterielle Druck die außerordentlich engen Grenzen von 80 bis 100 mm Hg sowohl als Druckerhöhung als auch als Druckverringerung, so zeigt sich eine starke Leistungsverminderung des Herzens mit Abfall des Auswurfs bei einer starken Druckerhöhung im linken und rechten Vorhof. Es gelingt unter diesen Bedingungen selbstverständlich nicht, den Versuch zu wiederholen. Je schlechter der Funktionszustand des Herzens ist, um so enger sind die Grenzen für die Veränderung des Mitteldruckes in der Aorta, in denen der Auswurf konstant bleibt (siehe Abb. 47).

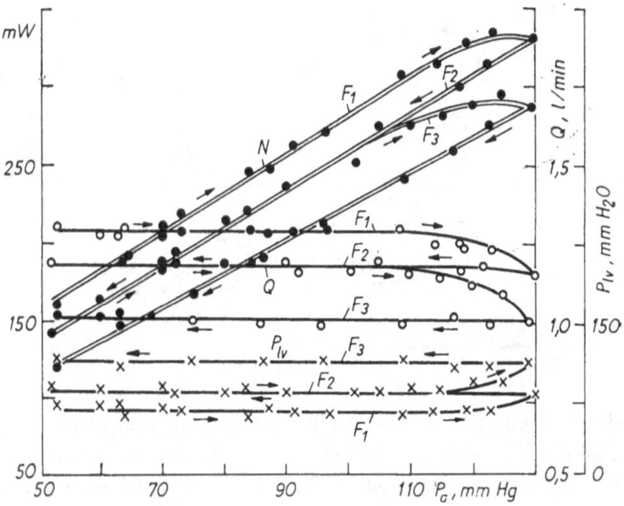


Abb. 41. Schar arterieller Charakteristiken bei Verschlechterung des Funktionszustandes des Herzens.

Summieren wir alles über die Funktionsabhängigkeiten von Herzleistung und -auswurf vom Mitteldruck in der Aorta bei konstantem venösen Druck Gesagte, so kommen wir zu den Schlußfolgerungen:

Das isolierte Herz reagiert auf Veränderungen des arteriellen Druckes bei konstantem venösen Zufluß als determiniertes System, wenn wiederholbare eindeutige Abhängigkeiten der Leistung vom Mitteldruck in der Aorta vorhanden sind. Solch eine Reaktion wird in der Mehrzahl der Fälle in dem genügend breiten Druckbereich zwischen 40 bis 50 mm und 140 bis 150 mm Hg Mitteldruck in der Aorta beobachtet. In diesen Belastungsgrenzen ist der arterielle Druck ein unabhängiger Regulator für die Nutzenergie der Herzkontraktionen. Die Herzleistung verändert sich direkt proportional zum Druck in der Aorta unter den Bedingungen der Bewahrung eines konstanten Minutenvolumens und konstanter mittlerer Druckgrößen im rechten und linken Vorhof.

Der Herzauswurf erweist sich im Verhältnis zum Druck in der Aorta als invariant.
Die erhaltenen Tatsachen zeugen gegen die Richtigkeit der klassischen Konzeption STARLINGS, nach der die vom Herzen während der Systole entwickelte Leistung eine Funktion der enddiastolischen Länge der Muskelfasern bei venösen und bei arteriellen Belastungen ist. Diese Konzeption ist nur in jenen Fällen richtig, wo die Herzleistung durch die Veränderung des venösen Zuflusses bei konstantem arteriellen Widerstand und nicht durch Veränderung des arteriellen Druckes reguliert wird. Im letzten Fall reguliert das normal funktionierende Herz seine Leistung auf prinzipiell anderem Wege, der nicht mit der Erhöhung des end-

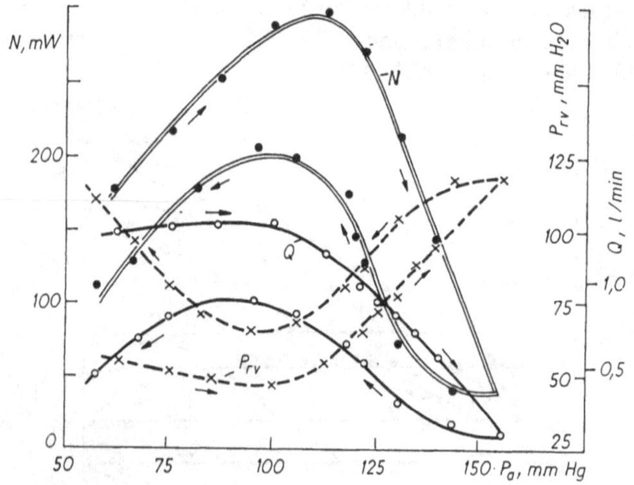


Abb. 42. Abhängigkeit des Auswurfs, der Leistung und des Druckes im rechten Vorhof vom Druck in der Aorta bei ausgeprägter Herzschwäche.

diastolischen Druckes und Volumens verbunden ist. Ein Druckanstieg in den Vorhöfen bei arteriellen Belastungen wird nur in den an die untere und obere Grenze des normalen Druckes in der Aorta angrenzenden Gebieten beobachtet. Dieser Druckanstieg dient als Signal dafür, daß die funktionellen Reserven des Herzens erreicht sind und bei weiterer Erhöhung der arteriellen Belastung der Abfall des Herzauswurfs und der Herzleistung beginnt. Die Abhängigkeit $N = g\ (P_a)$ wird in den Grenzen der normalen Belastungen durch einen analytischen Ausdruck in der Art von $N = cP_a + d$ approximiert.
Die bei verschiedenen Größen des stabilen venösen Zuflusses aufgenommenen arteriellen Charakteristiken bilden eine Schar von Leistungskurven, die um so höher liegen, je größer der venöse Zufluß und die ihm entsprechende Größe des Mitteldruckes im rechten Vorhof ist. Die bei Entwicklung einer Herzschwäche registrierten arteriellen Charakteristiken unterscheiden sich stark von den normalen Charakteristiken durch äußerst enge Grenzen, innerhalb deren eine eindeutige Abhängigkeit der Leistung vom arteriellen Druck besteht, durch ein schnelles Anwachsen des Druckes in den Vorhöfen und durch eine heftige Verringerung von Leistung und Auswurf bei ihrer Überschreitung.

# 4 DIE ANALYSE DER EXPERIMENTELLEN DATEN ÜBER DIE SELBSTREGULATION DER LEISTUNGSFÄHIGKEIT DES HERZENS

In den letzten Jahren wurde der Frage der Selbstregulation der Herzarbeit große Aufmerksamkeit geschenkt. Jedoch wurde der Begriff Selbstregulation bis zur heutigen Zeit nicht klar definiert. M. G. UDELNOW [49, 55] schließt in diesen Begriff die myogene Form der Regulation, die nervale Regulierung im Herzinneren und die kardio-kardialen Reflexe ein. Letztere werden, wie bekannt, über das Zentralnervensystem vermittelt. Die Hypothese von der Existenz der innerhalb des Herznervengeflechtes verwirklichten Reflexe besitzt noch keine überzeugende experimentelle Bestätigung.

Nach den Vorstellungen von SARNOFF und MITCHELL [179] soll man den Terminus „Selbstregulation" nur für die Beschreibung der in einem Organ entstehenden Erscheinungen bei Fehlen von nervalen und chemischen Einflüssen verwenden, die außerhalb dieses Organs entstehen. Auf eine ähnliche Meinung stützt sich auch W. L. KARPMAN [49].

Die in der vorliegenden Arbeit aufgenommene Definition der Selbstregulation stimmt mit der oben angeführten Auffassung von SARNOFF und MITCHELL überein. Unter Selbstregulierung des Herzens verstehen wir die Regulation der Pumpfunktion, die für dieses Organ eigen ist. Die Regulation der Pumpfunktion tritt am vollständigsten unter den Bedingungen der Isolierung von den extrakardialen nervalen und humoralen Einwirkungen auf, d. h. unter den Bedingungen der Automatie. Die Selbstregulation wird auf dem Niveau des Herzmuskels durchgeführt. Sie ist ein Attribut der Muskelpumpe des Herzens. Man kann auch annehmen, daß bei ihrer Verwirklichung der intramurale Nervenapparat beteiligt ist. In den letzten Jahren wurde in den Arbeiten von G. I. KOSITZKI und Mitarbeitern, M. G. UDELNOV, G. N. KOPYLOVA und I. A. ČERVOVA [49] gezeigt, daß das intramurale Nervengeflecht des Herzens nach dem Reflexprinzip organisiert ist und die Möglichkeit hat, automatisch reflektorische Wechselwirkungen zwischen den verschiedenen Herzabschnitten ohne Teilnahme des Zentralnervensystems zu verwirklichen. Wir haben uns nicht das Ziel gesetzt, zu zeigen, mit welchen morphologischen Gebilden und mit Hilfe welcher Feinmechanismen die Selbstregulation des Herzens garantiert wird, sondern wir untersuchten sie unter dem Gesichtspunkt der Regelung der Abgabe an nutzbarer Energie, die vom Herzen als ganzes Organ geleistet wird. Die Tatsache der Existenz einer Selbstregulation der Pumpfunktion des Herzens ist lange bekannt. Bereits 1884 haben HOWELL und DONALDSON Forschungen am Herz-Lungen-Präparat des Hundes durchgeführt und entdeckt, daß es einen Mechanismus gibt, der die Übereinstimmung zwischen der Größe des vom Herzen ausgeworfenen Blutes und dem venösen Zufluß gewährleistet [56].

Die von E. STARLING und Mitarbeitern am HLP 1912—1914 durchgeführten Versuche zeigten überzeugend, daß das vom Organismus abgetrennte Herz die Eigenschaft besitzt, seine Arbeit entsprechend den Veränderungen des venösen Zuflusses und des arteriellen Widerstandes zu regulieren, und daß es völlig von der nervalen Steuerung isoliert große Fähigkeiten zur Adaptation an Belastungen zeigt. Auf der Grundlage seiner Experimente formulierte STARLING das berühmte „Starlingsche Gesetz" von der „Reservekraft des Herzens", entsprechend dem die Energie der Herzkontraktionen Funktion der enddiastolischen Dehnung der Herzmuskelfasern ist.

Damit wurde das erste qualitative Gesetz der Selbstregulation des Herzens ausgesprochen.

Das Schicksal dieses Gesetzes ist eines der interessantesten Kapitel in der Geschichte der Physiologie. Es kann schwer irgendein anderes physiologisches Gesetz genannt werden, welches soviel Streit hervorgerufen hätte und eine solch große Menge von Beweisen und Widerlegungen erfahren hat. Der Mechanismus der Regulierung der Kontraktionsenergie des Herzens als der von dem enddiastolischen Volumen abhängigen Größe war für STARLING nicht nur der hauptsächliche, sondern der einzige. Er nahm an, daß dieser Mechanismus bei beliebigen Belastungen des Herzens unabhängig vom venösen Zufluß oder vom arteriellen Widerstand funktioniert. Darüber hinaus sprach STARLING die Vermutung von der führenden Rolle des von ihm enthüllten Gesetzes in den Vorgängen der Anpassung des Herzens bei physischer Belastung auch unter den Bedingungen des Gesamtorganismus aus.

Der Gedanke, daß eine stärkere Muskeldehnung zu erhöhter Freisetzung von Energie bei der Kontraktion führt, wurde auf das Herz bezogen von FRANK als einem der ersten bereits am Ende des vergangenen Jahrhunderts ausgesprochen [111]. In Wirklichkeit verband FRANK im Unterschied zu STARLING die Energie der Herzkontraktion nicht mit der Länge der Fasern des Myokards, sondern mit ihrer Ausgangsspannung. Obwohl diese Faktoren im Prinzip nicht identisch sind, entspricht die Spannung der Muskelfaser normalerweise dem Grad ihrer Dehnung. Das gestattet vielen Autoren, von einem FRANK-STARLING-Prinzip zu sprechen. Das FRANK-STARLING-Prinzip wurde in der Physiologie des Herzens durch die klassischen Versuche von STARLING und seinen Mitarbeitern an HLP von Warmblütern bekräftigt [141, 157, 158]. Für viele Jahre war es die Grundlage aller Forschungen auf diesem Gebiet.

Nach STARLING führten WIGGERS und KATZ mehrjährige Forschungen zur Regulierung der Herzarbeit durch. Sie haben am Anfang die gleiche Methodik der Abtrennung des HLP und die gleichen Details des Ersatzsystems für den großen Kreislauf angewandt [56, 135, 136, 138—140, 204]. Die von diesen Forschern festgestellten Gesetzmäßigkeiten stimmen im wesentlichen bis auf einige Punkte mit den Schlußfolgerungen STARLINGS überein. So betrachtete STARLING die

Energie der Herzkontraktion nicht als Funktion des Füllungsdruckes, sondern nur als Funktion des enddiastolischen Volumens. WIGGERS zeigte, daß die Veränderung des diastolischen Volumens immer mit entsprechenden Veränderungen des Füllungsdruckes verbunden sind. Die Kontraktionsenergie des Ventrikels ist somit eine Funktion des enddiastolischen Druckes. Außerdem rechneten WIGGERS und KATZ damit, daß sich die einzelnen hämodynamischen Faktoren im HLP nicht so unabhängig voneinander verändern können, wie es STARLING annahm. Ihrer Meinung nach bezieht sich das vor allem auf solche wichtigen Faktoren wie Anfangsdruck im linken Ventrikel und arterieller Widerstand. Die Forscher legten ihre eigene mit dem Organismus verbundene und einen Teil der nervalen Einflüsse bewahrende Modifikation des HLP vor [56]. Vom Gesichtspunkt der Erforschung der Selbstregulation des Herzens ist eine solche Modifikation unmöglich als gelungen zu betrachten.

In der Mitte unseres Jahrhunderts entfaltete sich um das STARLINGsche Gesetz eine lebhafte Diskussion, in deren Verlauf es einer strengen Kritik unterworfen wurde (V. P. DEMICHOV 1950, RUSHMER 1955, RUSHMER und Mitarbeiter 1959 u. a.). Übrigens widerlegten viele nicht nur das Gesetz, das wie bekannt am isolierten Herzen entdeckt wurde, sondern auch jene häufig und zu Unrecht gezogenen Schlußfolgerungen, die bei der Übertragung des Gesetzes auf die Bedingungen des gesamten Organismus mit seinem Reichtum an nervalen und humoralen Zusammenhängen erhoben wurden [127, 172, 173]. Die Kritiker des STARLINGschen Gesetzes äußerten dabei nicht nur bezüglich seiner regulierenden Rolle für das Herz im Organismus Zweifel, sondern sie unterstrichen die Schädlichkeit der Übertragung der am HLP entdeckten Gesetze auf das physiologische Geschehen an intakten Tieren und Menschen. So wurde der Fortschritt in der Physiologie nach Meinung von RUSHMER und SMITH (1959) durch die Tendenz zur Erforschung des isolierten oder bloßgelegten Herzens ernsthaft aufgehalten [173].

In den letzten Jahren wurde eine große Datenmenge angesammelt, die die Richtigkeit des Gesetzes für den intakten Organismus bestätigt [83—87, 94, 114, 121, 170, 181, 198]. Überzeugende experimentelle Beweise wurden dafür angeführt, daß die Kontraktionsenergie des linken Ventrikels von der Größe der enddiastolischen Füllung, nicht nur bei narkotisierten Tieren mit geöffnetem Thorax (SARNOFF, BERGLUND 1954), sondern auch bei intakten Tieren und Menschen (BRAUNWALD u. a. 1960, 1961, 1962) abhängt. Diese Forschungen zeigen, daß man die Rolle des Gesetzes von STARLING sogar unter den Bedingungen des unversehrten Organismus unmöglich ignorieren kann, obwohl der Platz dieses Mechanismus in der allgemeinen Regulierung der Herztätigkeit noch nicht bestimmt ist.

In der Gegenwart wurden noch fundamentalere Widersprüche zum Starlingschen Gesetz als die von vielen angenommene Nichtanwendbarkeit auf den intakten Organismus gefunden. Wir haben die Widersprüche im Bereich der Selbstregulation vor Augen. Sie wurden unter den gleichen Bedingungen wie das Gesetz selbst, d. h. unter den Bedingungen der Herzarbeit in Automatie, entdeckt. Der wichtigste Widerspruch betrifft die Abhängigkeit der Kontraktionsenergie des Herzens von der Größe des arteriellen Druckes. Nach den Ansichten von STARLING wird die

Anpassung der vom Ventrikel entwickelten Energie bei Erhöhung des arteriellen Widerstandes mit Hilfe jenes Mechanismus verwirklicht, der auch bei Vergrößerung des venösen Zuflusses wirkt, d. h. durch die Vergrößerung des enddiastolischen Volumens auf Rechnung des anwachsenden Restvolumens in dem Ventrikelraum. Die in den letzten Jahren durchgeführten Untersuchungen zwingen dazu, diese traditionelle Konzeption zu überprüfen. Die Ergebnisse der Bestimmung der Abhängigkeit zwischen der Energieabgabe des linken Ventrikels und dem Mitteldruck in der Aorta, die im vorausgegangenen Kapitel dargelegt wurden, sowie die vor kurzem durchgeführten Beobachtungen von SARNOFF, MITCHELL u. a. (1960–1961), IMPERIAL, LEVY, ZIESKE (1961), SONNENBLICK und DOWNING (1963) lassen keine Zweifel daran, daß noch ein prinzipiell anderer, vom STARLINGschen verschiedener Mechanismus für die Regulation der Kontraktionsenergie des Herzens existiert. Wie diese Regulation entsteht, von welchen physiologischen Mechanismen sie gewährleistet wird, welchen Charakter der Einfluß des arteriellen Druckes auf die vom Ventrikel entwickelte Leistung hat — alle diese Fragen sind nach den Literaturangaben bis zur Gegenwart nicht endgültig gelöst. So ist aus den Arbeiten von IMPERIAL und Mitarbeitern (1961) zu schließen, daß die Schlagenergie und das Schlagvolumen sich bei Vergrößerung des arteriellen Druckes verringern. Gleichzeitig gestatten die Angaben von SONNENBLICK und DOWNING (1963) sowie SARNOFF und MITCHELL (1961), an eine positive Wechselbeziehung zwischen der Kontraktionsenergie und dem arteriellen Druck zu denken. Wie dem auch sei, ist der arterielle Druck ein Faktor, der die Energie des Ventrikels unabhängig vom Mechanismus STARLINGS reguliert. Diese Art der Selbstregulation der Leistungsfähigkeit des Herzens bezieht sich auf die homeometrische Selbstregulation im Unterschied zur heterometrischen, die auf dem STARLINGschen Gesetz basiert (SARNOFF, MITCHELL 1960, 1961). Die sich auf den Mechanismus der homeometrischen Selbstregulation beziehenden Tatsachen wurden in noch früheren Forschungen von ROSENBLUETH und Mitarbeitern am rechten Ventrikel des isolierten Herzens gefunden [168]. Die Ergebnisse dieser Untersuchungen zeigten, daß die Kontraktionsenergie des Ventrikels nicht so sehr von der enddiastolischen Dehnung, sondern von der „vorhergehenden Aktivität" bestimmt werden und daß der bestimmende Einfluß dieses Faktors dem Einfluß des enddiastolischen Volumens überlegen ist.

Es gibt schließlich noch einen dem Gesetz von STARLING widersprechenden wesentlichen Umstand. Er ist mit einer in der Diastole geäußerten mechanischen Aktivität des Herzens verbunden. Beobachtungen der letzten Jahre zeigen, daß die diastolische Füllung kein passiver Prozeß ist, sondern in bedeutendem Grade vom diastolischen Tonus des Myokards bestimmt wird (WEZLER 1962, 1964; BRECHER 1958 u. a.). Das Herz beeinflußt den Prozeß seiner Füllung mit Blut bis zur Übergabe von zusätzlicher kinetischer Energie an den venösen Zufluß aktiv (Phänomen des diastolischen Einsaugens) [37, 89, 91, 109, 115, 142]. Die alte, im Laufe vieler Jahrzehnte ununterbrochen geführte Diskussion über die Existenz der diastolischen „vis a fronte" entwickelt sich in den letzten Jahren immer mehr zugunsten der Anerkennung dieses Faktors. Es wurden überzeugende Versuche durchgeführt, die bescheinigen, daß die Hohlräume des isolierten Herzens Blut ohne irgendeinen auffüllenden Druck einsaugen und dabei den systolischen Auswurf gegen den normalen arteriellen Druck (Brecher, Kissen, 1958) durchführen können. Bereits heute gilt es als bewiesen, daß die von Starling als unabhängige Variable angenommene und für die vom Ventrikel entwickelte Energie bestimmend wirksame Größe sich unter einigen Bedingungen als Funktion des Herzzustandes erweist.

Auf Grund des Dargelegten kann man die Schlußfolgerung ziehen, daß die Literaturangaben über die Selbstregulation der Hauptfunktion des Herzens widersprechend und unvollständig sind. Die Ursache dieser Situation besteht unserer Meinung nach darin, daß die Exaktheit der experimentellen Daten bei der Mehrheit der Autoren häufig und weitgehend nicht den Schlußfolgerungen entspricht, die sie zu machen versuchen. Viele Forscher führen vor allem im Unterschied zu Starling keine strenge Begrenzung des zu untersuchenden Objekts durch. Infolge dessen entstehen Fehler, die zum Beispiel mit der Übertragung der am isolierten Herzen gefundenen Gesetzmäßigkeiten auf das Verhalten dieses Organs im Organismus und umgekehrt verbunden sind. Die durch solche Mißverständnisse hervorgerufene gegenseitige Kritik dient selbstverständlich nicht zur Klärung der Frage [127, 173]. Quantitative Bewertungen der Ergebnisse werden in der Mehrzahl der Untersuchungen nicht durchgeführt. Auf den Genauigkeitsgrad bei der Messung von gefundenen Merkmalen wird nicht hingewiesen. Fast nirgends wird von der Möglichkeit gesprochen, die erhaltenen Abhängigkeiten auf ihre Reproduzierbarkeit zu überprüfen. Es werden keine Bewertungen des Funktionszustandes des untersuchten Herzens und seiner Stabilität während des Versuches vorgenommen. Sehr wenige Autoren sorgen sich um die Stabilisierung der biochemischen Hauptkennziffern während der Untersuchungen am HLP und am isolierten Herzen [65, 66, 162]. Die Mehrheit erwähnt diesen Umstand einfach nicht. Wenn dem Funktionszustand unter diesen Bedingungen irgendeine Bewertung gegeben wurde, so bezeichnete sie in der Regel nur eine schnelle Entwicklung der Herzschwäche (Hypodynamie), auf der als Hintergrund die Untersuchungen durchgeführt wurden. Viele Meinungsverschiedenheiten sind damit verbunden, daß bei der Erforschung der Abhängigkeit der Energie und des Herzauswurfes von diesen oder jenen Faktoren nicht statische und dynamische Umstände der Herzarbeit getrennt werden. Infolgedessen sind die Ergebnisse verschiedener Autoren nicht vergleichbar.

Bei der Auswahl der wesentlichen Veränderlichen und der für die Regulierung der Nutzenergie der Herzkontraktion bestimmenden Abhängigkeiten gingen wir von den folgenden Begrenzungen aus.

1. Das Herz arbeitet unter den Bedingungen der Automatie in dem Herz-Lungen-Präparat. Es ist den Einwirkungen von seiten des Zentralnervensystems völlig entzogen.

2. Die humorale Regulierung wird auf einem konstanten Niveau gehalten, was durch biochemische Stabilisierung des im Präparat zirkulierenden Blutes erreicht wird.

3. Der gut stabilisierte künstliche große Blutkreislauf gestattet, genau dosierte venöse und arterielle Belastungen zu geben und auch die Temperatur von Blut und Herz auf einem gleichbleibenden Niveau zu halten.

4. Das Herz arbeitet unter einer statischen Versuchsanordnung.

Bei Erfüllung der im Punkt 1, 2 und 3 dargelegten Forderungen muß die Häufigkeit der Herzkontraktionen konstant bleiben. Den Haupteinfluß auf die Leistungsfähigkeit des Herzens unter den von uns ausgewählten Bedingungen haben:

a. Die Größe des venösen Zuflusses. Sie wird durch den Unterschied zwischen dem Druck im venösen Reservoir des künstlichen großen Kreislaufes und dem Druck im rechten Vorhof bestimmt.

b. Die Größe des arteriellen Mitteldruckes. Sie wird durch den Widerstand des arteriellen Systemteils im künstlichen großen Kreislauf bestimmt.

Als unabhängige Variable nahmen wir bei der Untersuchung der Regulation der Leistungsfähigkeit des Herzens im HLP den Mitteldruck im rechten Vorhof und den Mitteldruck in der Aorta an. Die Auswahl der ersten Kennziffer erfordert einige Erläuterungen.

Die diastolische Füllung wird durch verschiedene Größen charakterisiert: den mittleren oder enddiastolischen Druck im rechten oder linken Vorhof, den enddiastolischen Druck oder das Volumen des rechten oder linken Ventrikels. Viele weisen der letzten Kennziffer eine besonders wesentliche Rolle zu, indem sie sie wie STARLING als den hauptsächlichen Faktor betrachten, der die Größe der vom Ventrikel entwickelten Energie bestimmt. Obwohl selbst STARLING (siehe Abb. 13) und viele andere Forscher die Abhängigkeit der Leistungsfähigkeit des Herzens vom Füllungsdruck bestimmten, ist die Formulierung des STARLINGschen Gesetzes in seiner klassischen Form folgende: Die Kontraktionsenergie des isolierten Herzens ist eine Funktion der Länge seiner Muskelfasern oder des Volumens am Ende der Diastole [53]. Das enddiastolische Volumen ist nämlich nach STARLING der Faktor, der die Kontraktionsenergie bestimmt und dessen Veränderungen nicht immer den Druckveränderungen in dem Herzhohlraum entsprechen. SARNOFF und MITCHELL [179] stützen sich auf einen analogen Gesichtspunkt.

Eine enge Funktionsabhängigkeit besteht nach den Angaben von WIGGERS, KATZ, DEFARES u. a. [56, 100, 136, 140] zwischen dem Volumen der Füllung und dem Druck in dem entsprechenden Hohlraum des Herzens. Obwohl diese Abhängigkeit nicht linear ist [100], kann sie in den uns interessierenden normalen Belastungsgrenzen mit einer für die qualitative Analyse ausreichenden Genauigkeit als linear betrachtet werden.

Das enddiastolische Volumen des Ventrikels ist schwer zu messen. Die Autoren, die mit dieser Kennziffer operieren, benutzen sie in der Regel nur als relative Größe [168]. Die Größe des enddiastolischen Volumens ist auch im Experiment überaus schwer mit annehmbarer Genauigkeit zu bestimmen. Unter klinischen Bedingungen ist das praktisch unmöglich.

Bedeutende Schwierigkeiten bildet auch die Bestimmung des enddiastolischen Druckes im linken Ventrikel. Erst in den letzten Jahren gelang diese Messung an

Menschen mit Hilfe der komplizierten Methodik der transseptalen Katheterisierung (BRAUNWALD u. a. 1961).
Die von uns als unabhängige Veränderliche ausgewählte Größe des Mitteldruckes im rechten Vorhof läßt sich leicht und genau bestimmen und ist für klinische Messungen geeignet. Gleichzeitig ist sie, soweit man aus den Angaben von BRAUNWALD und FRAHM (1961) schließen kann, von dem enddiastolischen Druck des linken Ventrikels linear abhängig. Bei gesunden Menschen können diese Größen sogar identisch sein [84]. Unsere Experimente zeigten, daß es zwischen diesen Größen eine so eng korrelierte Abhängigkeit bei der Herzarbeit unter gleichbleibenden Bedingungen im HLP gibt, daß der Ersatz einer Größe durch die andere den Charakter der Funktionsabhängigkeit der Energie vom Druck als unabhängige Variable nicht verändert.
Die gestellte Aufgabe sah die Erlangung eines arbeitsfähigen HLP vor, das dauerhaft und stabil unter den Bedingungen des künstlichen großen Kreislaufes arbeitet. Dafür war es notwendig, eine ganze komplexe Methodik auszuarbeiten (siehe Kapitel 1), die ein speziell verbessertes Narkoseschema zur chirurgischen Abtrennung des Präparates und zur Umschaltung auf das System des „großen Kreislaufes", die Ventilierung der Lungen des HLP durch ein bestimmtes, das normale Säure-Basen-Gleichgewicht garantierendes Gasgemisch und die regulierende hämodynamische und biochemische Kontrolle während der Abtrennung des Präparates und in der Periode der Registrierung der Charakteristiken einschloß. Da die im vorliegenden Kapitel analysierten Ergebnisse in bedeutendem Maße dank der methodischen Absicherung des Experiments erhalten wurden, erachten wir es als notwendig, noch einmal einige prinzipielle Fragen zu unterstreichen, die mit der Methodik der Versuchsdurchführung am Herzen außerhalb des Organismus verbunden sind.
Die Methodik der Abtrennung des HLP muß vor allem eine minimale Traumatisierung des Herzens vorsehen. Dabei haben wir nicht nur mögliche chirurgische, sondern auch medikamentöse Komplikationen und heftige nervalreflektorische Einwirkungen auf das Herz vor Augen. In Verbindung damit verzichteten wir wegen des unmittelbaren depressiven Einflusses dieser Narkotika auf das Myokard auf die Anwendung von Barbituraten und von der langdauernden Äthernarkose. Vielmehr benutzten wir als Basisnarkotikum das in dieser Hinsicht harmlose Lachgas. Um schädliche reflektorische Einflüsse auf das Herz während seiner chirurgischen Abtrennung zu verhüten, wird eine vagosympathische Novokainblockade sofort nach der Erweiterung des Operationsschnittes durchgeführt. Im Laufe des chirurgischen Eingriffes wird eine sorgfältige periodische Kontrolle über die hämodynamischen und biochemischen Kennziffern geführt, damit keine Hypoxie oder irgendeine andere Abweichung von der Norm auftritt. Die chirurgische Abtrennung des HLP endet unbedingt mit einer „Periode der Blutstillung" von 10 bis 15 Minuten, in deren Verlauf sich die Experimentatoren von der Vollständigkeit der Hämostase überzeugen und die biochemischen und hämodynamischen Ausgangswerte des künftigen Herz-Lungen-Präparates bestimmen.
Bei Manipulationen an den großen Gefäßen wird in Verbindung mit der Umschal-

tung des abgetrennten Herzens auf die Arbeit in dem künstlichen großen Kreislauf besondere Aufmerksamkeit auf die Bewahrung der ununterbrochenen Blutzirkulation und der normalen Herzfunktion gerichtet.
Für die Aufrechterhaltung des stabilen Funktionszustandes des abgetrennten und arbeitenden HLP ist es notwendig, eine Reihe von Bedingungen zu erfüllen, die wir in dem Komplex der physikalischen und biochemischen Stabilisierung vereinigen. Die wichtigsten von ihnen sind: die sorgfältige Einhaltung einer festen Temperatur des zirkulierenden Blutes, die Ventilierung der Lungen mit einem speziell ausgewählten Gasgemisch aus Sauerstoff und Kohlendioxyd für die Erhaltung des normalen pH und die ununterbrochene Zufuhr von Adrenalinlösung in das Blut mit einer die stabile Herzarbeit für die Zeit von einigen Stunden sichernden Dosis. Die wichtigste Bedingung für die Bewahrung eines stabilen Funktionszustandes des Herzens bei seiner Erforschung außerhalb des Organismus besteht darin, die Grenzen der physiologisch zulässigen Meßbereiche der venösen und arteriellen Belastungen nicht zu überschreiten. Selbstverständlich ist die Beachtung dieser Regel nur möglich, nachdem diese Grenzen experimentell bestimmt wurden.
Die Anwendung des Komplexes der aufgezählten methodischen Verfahren gibt die Möglichkeit, im Experiment Präparate zu erhalten, die alle Forderungen der gestellten Aufgabe befriedigen und für die Registrierung venöser und arterieller quantitativer Charakteristiken geeignet sind. Bei der Ausarbeitung der Methodik zur Registrierung dieser Charakteristiken wurde die Hauptaufmerksamkeit auf die Erlangung wiederholbarer eindeutiger Abhängigkeiten gerichtet. Die stufenweise Veränderung des venösen Zuflusses und des arteriellen Druckes wurden unbedingt in zwei Richtungen durchgeführt, in die der Vergrößerung und die der Verringerung der Belastung. Nur eine solche Methode der Bestimmung der Abhängigkeit der Leistungsfähigkeit des Herzens von irgendeiner wesentlichen Veränderlichen kann die Garantie für die Erlangung der Abhängigkeit von dieser Größe nämlich und nicht von einem anderen fremden Faktor geben. Die Mißachtung dieser wichtigsten Regel führt bei den Untersuchungen am HLP dazu, daß die erhaltenen Abhängigkeiten in sich einige unkontrollierbare Einflüsse einschließen können, die zur allmählichen Verschlechterung des Funktionszustandes führen.
Eine weitere wichtige Regel, an die wir uns bei der Registrierung der Charakteristiken hielten, besteht in der periodischen Rückkehr zu den Ausgangsbelastungen des Herzens bei Kontrolle aller hämodynamischen und biochemischen Werte in diesen Punkten (siehe Abb. 15). Eine solche Rückkehr gestattet es, den Funktionszustand des Herzens und seine Veränderungen im Verlaufe des Experiments zu beurteilen.

## Der Charakter der Abhängigkeit des Herzauswurfs und der Leistung des linken Ventrikels vom venösen Zufluß

Im Jahre 1895 beschrieb O. FRANK in der klassischen Arbeit über die Dynamik des Herzmuskels [111], durchgeführt am isolierten Herzen eines Kaltblüters, als erster die Wechselbeziehungen zwischen der Kontraktionskraft des Herzens und seiner Anfangsspannung. Er bestimmte die Anfangsspannung durch unmittelbare Druckmessung im Ventrikel oder Vorhof am Anfang der Systole und die Kontraktionskraft des Myokards aus dem Gipfel der isometrischen Druckkurve des Ventrikels oder Vorhofs. FRANK entdeckte, daß sich die Spitzenwerte der isometrischen Kurven bei Erhöhung der Anfangsspannung oder Füllung vergrößern und nach Erreichen eines bestimmten Niveaus der Anfüllung wieder verringern. Bei der Untersuchung der isotonischen Kurven des Ventrikels fand er, daß das Volumen des vom Herzen ausgeworfenen Blutes bis zu einer bestimmten Grenze wächst („optimale Belastung"), wenn man die Anfangsspannung oder Füllung allmählich durch das Anheben des venösen Reservoirs vergrößert, und sich danach wieder verringert. In den Jahren 1912—1914 führten STARLING und Mitarbeiter die sorgfältige Erforschung der Abhängigkeit der Leistungsfähigkeit des Herzens von Volumen und Druck der Füllung am HLP eines Säugetieres durch [141, 157, 158]. Ungeachtet dessen, daß STARLING in seinen Arbeiten ein vollkommen anderes Objekt und eine andere Methode als FRANK sowie andere Bewertungskriterien für die Leistungsfähigkeit des Herzens und für den Grad seiner Füllung am Anfang der Systole benutzte, laufen die von diesen Forschern gefundenen Gesetzmäßigkeiten im Grunde genommen auf das gleiche hinaus: Die mechanische Energie der Herzkontraktion wächst mit der Vergrößerung seiner Füllung im Moment der Beendigung der Diastole. Diese Abhängigkeit wird beobachtet, solange die Herzenergie nicht ihren Grenzwert erreicht. Danach beginnt sie sich mit der weiteren Vergrößerung der Füllung zu verringern. PATTERSON und STARLING führen in einer klassischen Arbeit [157] experimentelle Kurven an, die die Wechselbeziehung zwischen dem Mitteldruck im rechten Vorhof und dem Herzauswurf widerspiegeln. Wir reproduzierten diese Kurven auf Abb. 13, indem wir die Anordnung von Abszisse und Ordinate vertauschten. Aus der Abbildung ist ersichtlich, daß die STARLINGschen Kurven der Abhängigkeit zwischen dem Mitteldruck im rechten Vorhof und dem Herzauswurf aus einem aufsteigenden und einem absteigenden Teil bestehen, zwischen denen sich der Punkt des Maximums befindet. Letzter entspricht der maximalen Herzdehnung bei optimalem Auswurf. Dieses Maximum ist, wie ersichtlich, für verschiedene Herzen sowohl der absoluten Größe des Herzauswurfes als auch der Größe des Druckes im rechten Vorhof nach unterschiedlich. Die von STARLING gefundenen Abhängigkeiten tragen qualitativen Charakter. Sie enthalten keine Angaben über die Wiederholbarkeit und Eindeutigkeit der beobachteten Herzreaktionen und keine statistischen Bewertungen der Experimentalergebnisse. Die Bedeutung der Entdeckung von Starling ist trotzdem sehr groß. Das von ihm gefundene Gesetz gab zum ersten Mal „ein organisiertes

Gedankensystem, mit dem versucht werden konnte, sich den im Herzen entstehenden Erscheinungen zu nähern“ (SARNOFF und MITCHELL [177]).

In den 50er Jahren unseres Jahrhunderts wurde erneut eine breite Erforschung der Regulierung der Leistungsfähigkeit des Herzens unter Ausnutzung der Wechselbeziehung zwischen dem Füllungsdruck oder -volumen oder der Länge der Muskelfasern des Ventrikels und seiner mechanischen Arbeit begonnen. Die graphische Darstellung dieser Abhängigkeit erhielt die Bezeichnung „Kurven der Ventrikelfunktion“ und wurde der Beschreibung der Herzarbeit in den fundamentalen Forschungsergebnissen von GUYTON (1963) und SARNOFF (1954, 1961, 1962) zugrunde gelegt. Neben den die Abhängigkeit für eine Herzhälfte widerspiegelnden Ventrikelfunktionskurven betrachteten diese Forscher auch Funktionskurven des ganzen Herzens, die die Abhängigkeit der Arbeit des linken Ventrikels vom Druck im rechten Vorhof charakterisieren [124, 125, 181]. Dieser Kurventyp ist qualitativ den von uns erhaltenen venösen statischen Charakteristiken ähnlich.

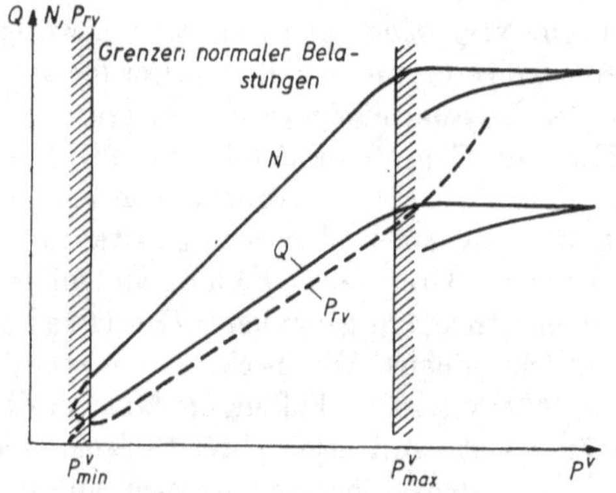


Abb. 43. Abhängigkeit des Herzauswurfs, der vom Herz entwickelten Leistung und des Mitteldruckes im rechten Vorhof vom venösen Zufluß.

Auf Grund der experimentell erhaltenen Charakteristiken werden die Abhängigkeiten der Größen des Herzminutenvolumens und der vom Herzen entwickelten Nutzleistung vom Druck im rechten Vorhof, der durch die Veränderung des Zuflusses bedingt ist, auf der folgenden Abbildung dargestellt. Die Menge des durch das Herz ausgeworfenen Blutes und die vom linken Ventrikel entwickelte Leistung befinden sich bei konstantem arteriellen Druck in direkter Abhängigkeit von der Größe des venösen Zuflusses. Der Charakter dieser Abhängigkeit und die Wechselbeziehung zwischen den in sie eingehenden Größen sind auf Abb. 43 dargestellt.

Um den primären Blutauswurf zu sichern, soll dem linken Ventrikel derjenige minimale Zufluß garantiert werden, der die notwendige Druckerhöhung im rechten Vorhof bedingt. Das schafft den notwendigen enddiastolischen Druck im Ventrikel und die entsprechende Dehnung der Muskelfasern des Myokards, die dem Ventrikel gestatten, die Kraft für die Öffnung der Arterienklappe und die Überwindung des diastolischen Druckes in der Aorta zu entwickeln. Die weitere Vergrößerung des Zuflusses, die in unseren Experimenten durch die Veränderung des vorgegebenen venösen Druckes und folglich auch des Druckes im rechten Vorhof durchgeführt wurde, wird von einem Anwachsen der Leistung und des Herzminutenvolumens begleitet. Die zwischen der Leistung und dem Druck im rechten Vorhof beobachtete Abhängigkeit wird als linearer, oder noch genauer, als exponentieller analytischer Ausdruck gut approximiert, dessen Koeffizienten von den individuellen Besonderheiten des erforschten Herzens und von seinem Funktionszustand abhängen. Solch ein Bild läßt sich nur bis zu einer bestimmten Grenze beobachten, nach deren Erreichen es wesentlich verändert wird. Das Gebiet der normalen venösen Belastungen wird auf Abb. 43 durch eine Strichlinie begrenzt. Bei weiterer Vergrößerung des Zuflusses wird das Wachsen des Druckes im rechten Vorhof nicht mehr von einer Vergrößerung der vom Herz entwickelten Leistung und folglich auch des Auswurfs begleitet. Die Leistung des linken Ventrikels erreicht in diesem Moment das Maximum und ihre weitere Vergrößerung ist bei einem gegebenen Funktionszustand bereits unmöglich. Die erreichten Werte des Auswurfs und der Leistung bleiben bei einer weiteren Vergrößerung des Zuflusses ungeachtet der Vergrößerung des Druckes im rechten Vorhof (Plateau der Leistungs- und Auswurfskurven auf Abb. 18) unverändert. Wenn man in dieser Etappe die Vergrößerung des venösen Zuflusses unterbricht und beginnt, ihn zu verringern, dann wird der umgekehrte Kurvenverlauf der Veränderung von Auswurf und Leistung dem vorigen Verlauf der Veränderung von Auswurf und Leistung bereits nicht mehr entsprechen. Die Kurve verläuft bedeutend niedriger, was von einer Verschlechterung des Funktionszustandes des Herzens zeugt. Das bedeutet, daß die Erlangung eindeutiger Abhängigkeiten der Leistung und des Auswurfs vom venösen Zufluß außerhalb der Grenzen normaler venöser Belastungen unmöglich ist.

Somit ist es auf Grund der erhaltenen venösen statischen Charakteristiken möglich, auf die Existenz einer minimalen und einer maximalen Veränderungsgrenze des venösen Druckes zu schließen, die das Gebiet der stabilen Herzarbeit begrenzen. Aus den durchgeführten Experimenten folgt, daß der minimale zulässige Mitteldruck im rechten Vorhof 5 bis 10 mm und der maximale 100 bis 120 mm Wassersäule beträgt. In diesem Meßbereich physiologisch zulässiger Belastungen können nämlich wiederholbare venöse statische Herzcharakteristiken erhalten werden. Niedrigere und höhere Werte des Mitteldruckes im rechten Vorhof entsprechen dem Registrierbereich für mehrdeutige Abhängigkeiten. Mit anderen Worten ist es bei Überschreiten der normalen Veränderungsgrenzen des venösen Druckes unmöglich, wiederholbare Abhängigkeiten der Kontraktionsenergie von der Größe des Zuflusses infolge der irreversiblen Verschlechterung des Funktionszustandes des Herzen zu erhalten.

Unsere Forschungsergebnisse sowie die Angaben von Sarnoff und Berglund (1954), Guyton (1963) zeigen, daß die klassische auf Abb. 13 dargestellte Abhängigkeit von Starling nicht richtig ist. Die Kurve, die die Abhängigkeit der Leistungsfähigkeit des Herzens vom venösen Druck widerspiegelt, hat keinen absteigenden Ast; sie bildet bei hohen Druckwerten im rechten Vorhof ein Plateau. Die durch den linken Ventrikel ausgeworfene Blutmenge und die von ihm entwickelte Leistung verändert sich ungeachtet des progressiv anwachsenden Druckes im rechten Vorhof nicht. Der absteigende Teil der von STARLING erhaltenen Kurven ist aller Wahrscheinlichkeit nach das Resultat einer heftigen Schwächung des Funktionszustandes des Herzens bei hohen venösen Belastungen und drückt nicht die wahre Abhängigkeit des Herzauswurfes vom venösen Druck aus.

Genauer gesagt kann das Plateaugebiet auf der Abb. 43 sowie auch das Plateau der Funktionskurven des Ventrikels in den Arbeiten von SARNOFF und GUYTON nicht als die graphische Darstellung der Abhängigkeit der Herzarbeit vom venösen Druck betrachtet werden. In Wirklichkeit drückt dieser Kurventeil die komplizierte Abhängigkeit von zwei Veränderlichen, dem anwachsenden Druck des Zuflusses und dem sich verschlechternden Funktionszustand des Herzens aus.

Die Abhängigkeiten des Minutenvolumens und der Schlagenergie, die vom Mitteldruck im linken Vorhof verursacht werden, sowie die des enddiastolischen Druckes und des enddiastolischen Volumens im linken Ventrikel fallen qualitativ mit der beschriebenen venösen statischen Charakteristik zusammen, in der die unabhängige Variable der Mitteldruck im rechten Vorhof ist (siehe Abb. 27). So kann die Wechselbeziehung zwischen dem Zufluß und der vom Herzen entwickelten Schlagenergie in den normalen Grenzen der venösen Belastung mit einem gleichen Zuverlässigkeitsgrad beliebig aus genannten Abhängigkeiten dargestellt werden. Da das Herzminutenvolumen als Produkt aus Schlagvolumen und Frequenz der Herzkontraktionen bestimmt wird, besteht ein gewisses Interesse an der Frage nach den Veränderungen der Frequenz bei der Registrierung der venösen Charakteristiken.

In den klassischen Forschungsarbeiten von PATTERSON, PIEPER und STARLING [158] wird darauf hingewiesen, daß die Frequenz der Herzkontraktionen im HLP die ausschließliche Funktion der Temperatur ist. Zur Präzisierung muß man hinzufügen, daß die Frequenz außerdem die Funktion der Konzentration der im Blut des HLP zirkulierenden Katecholamine ist und vom Funktionszustand des Herzens abhängt. Folglich muß die Frequenz der Herzkontraktionen unter den Bedingungen stabiler Temperatur- und biochemischer Verhältnisse des HLP unabhängig von den auf das Herz ausgeübten Belastungen konstant sein.

Die sorgfältige Untersuchung dieser Frage offenbart jedoch die komplizierten Wechselbeziehungen zwischen der venösen Belastung und der Kontraktionsfrequenz. In der letzten Zeit erschienen in der Literatur Veröffentlichungen über die Veränderung des Kontraktionsrhythmus des isolierten oder denervierten Herzens unter dem Einfluß hämodynamischer Faktoren [55, 88, 131]. So entdeckte BLINKS an isolierten Herzpräparaten [80] den positiv chronotropen Einfluß der Druckerhöhung im rechten Vorhof. Die Frequenz erhöhte sich im Durchschnitt um 31% und manchmal über 50%. Der Autor kam zu der Schlußfolgerung, daß die Beschleunigung des Rhythmus die Folge der unmittelbaren mechanischen Wirkung der Dehnung auf das Gewebe des Schrittmachers ist. Die Frequenz der Herzkontraktionen veränderte sich in den von uns durchgeführten Experimenten bei venösen Belastungen wie erwartet nur unwesentlich. Ihre

Schwankungen waren in der Regel unbedeutend und überschritten die Meßfehlergrenze nur vereinzelt. Ungeachtet der geringen absoluten Größe der beobachteten Abweichungen der Frequenz sind sie von gewissem Interesse, da in einigen Charakteristiken eine deutliche positive Verbindung mit der Größe des venösen Zuflusses hervortritt. In einzelnen Fällen erreichten die Korrelationskoeffizienten zwischen der Kontraktionshäufigkeit und dem Druck im rechten Vorhof (oder Auswurf) Werte nahe eins.

Bei der Analyse der Ursachen dieses Befundes kommen wir zu der Annahme, daß die Abhängigkeit der Kontraktionshäufigkeit von der Größe des Zuflusses mit einer Veränderung der Erwärmung verbunden ist. Bei Erhöhung der Volumengeschwindigkeit des Blutes vergrößert sich auch entsprechend die durch den Wärmeaustauscher fließende Blutmenge. Dadurch kann sich die Temperatur des zirkulierenden Blutes leicht erhöhen. In einer Reihe von Fällen wurde wirklich eine solche Abhängigkeit beobachtet. Es gab aber auch solche Charakteristiken, in denen die positive Korrelation zwischen der Kontraktionshäufigkeit und der Größe des venösen Zuflusses mit keinen Temperaturveränderungen verbunden war. Die von uns angewandte Methode läßt eine weitere Erklärung für die Veränderung der Kontraktionshäufigkeit bei Veränderung des venösen Zuflusses zu: Die Erhöhung der Frequenz kann mit einer Zunahme der einströmenden Menge an Adrenalinlösung bei anwachsendem venösen Blutstrom verbunden sein. In diesem Falle ist es unverständlich, warum die beschriebene Abhängigkeit bei völlig identischen Bedingungen der Belastungen nicht in allen, sondern nur in einigen Charakteristiken beobachtet wird.

Offen bleibt die Möglichkeit des unmittelbaren Einflusses des Druckes im rechten Vorhof auf die Frequenz der spontanen Impulserzeugung im Sinusknoten, weil die individuellen Unterschiede der Herzreaktion auf diesen Faktor unbedingt anzuerkennen sind. Die beschriebenen Veränderungen der Kontraktionsfrequenz des Herzens in Abhängigkeit vom venösen Zufluß sind nur von theoretischem Interesse. Sie sind so unbedeutend und unregelmäßig, daß sie praktisch keinen Einfluß auf den Charakter der Veränderung der Leistungsfähigkeit des Herzens bei venösen Belastungen besitzen.

Wie bereits erwähnt, wird der beschriebene Charakter der Abhängigkeit der Herzleistung und des Auswurfes vom venösen Zufluß bei stabilem arteriellen Druck beobachtet. Die vom Herzen entwickelte Energie ändert sich in Abhängigkeit von der absoluten Größe des eingestellten Mitteldrucks in der Aorta so, daß der qualitative Charakter ihrer Abhängigkeit vom venösen Zufluß erhalten bleibt (siehe Abb. 28). Die absoluten Größen der vom Herzen entwickelten Energie wachsen mit der Vergrößerung des arteriellen Druckes. Graphisch wird das durch die Verschiebung der Energiekurven entlang der Ordinate dargestellt. Solch eine Bewahrung des qualitativen Charakters der Abhängigkeit der Energie vom Zufluß wird nur bei Veränderungen des Mitteldruckes in der Aorta in den Grenzen zwischen etwa 50 mm und 130 bis 150 mm Hg beobachtet. Das genannte Gebiet der Veränderung des arteriellen Mitteldruckes entspricht den im lebenden Organismus real anzutreffenden Größen. Die Abhängigkeit des Minutenvolumens vom venösen Zufluß ändert sich in diesem Bereich des arteriellen Druckes praktisch nicht. Die bei verschiedenen Werten des arteriellen Druckes bestimmten Schwankungen des Auswurfs sind unsicher und überschreiten die Meßfehler nicht. In Verbindung damit muß die Abhängigkeit des Auswurfs vom Druck im rechten Vorhof als von der Höhe des arteriellen Druckes unabhängig betrachtet werden. Darin besteht die Besonderheit der Selbstregulation der Herzarbeit in Abhängigkeit vom venösen Zufluß, die die Konstanz des Auswurfs in einem genügend breiten Meßbereich des arteriellen Widerstandes auf Kosten eines entsprechenden Anwachsens der Leistung sichert. Die Ergebnisse unserer Untersuchungen über den Einfluß des arteriellen Widerstandes auf die Abhängigkeit des Herzauswurfes vom Druck im rechten Vorhof unterscheiden sich wesentlich von den Beobachtungen GUYTONS [125], nach denen die Vergrößerung der arteriellen Belastung zu einem Absinken der Funktionskurve des Herzens führt (siehe Abb. 32).

Der qualitative Charakter der Abhängigkeit von Auswurf und Leistung des linken Ventrikels vom Druck im rechten Vorhof wird bei Einfluß einer ganzen Reihe von auf das Herz einwirkenden Faktoren erhalten. So hat die Temperaturveränderung des zirkulierenden Blutes im Bereich vom Normalwert bis zur mäßigen Hypothermie, in unseren Versuchen zwischen 37° und 32°C, bei einer befriedigenden Funktionsfähigkeit des Herzens keinen Einfluß auf den Verlauf der venösen Charakteristiken. In dieser Beziehung stimmen unsere Ergebnisse mit den Beobachtungen von STARLING überein, der bemerkte, daß Temperaturveränderungen in den „physiologischen Grenzen" von 33° bis 40 °C ungeachtet der heftigen Veränderungen in der Frequenz keinen sehr großen Einfluß auf die Leistungsfähigkeit des Herzens haben [141]. Die Beschleunigung des Rhythmus führt bei Erhöhung der Temperatur zu keiner Vergrößerung des Auswurfs und der Leistung, da sich die Zeit der diastolischen Anfüllung und das Schlagvolumen entsprechend verringern.

Im Jahre 1956 fanden REISSMANN und KAPOOR bei der Untersuchung der Wirkung niedriger Temperaturen (37°, 30°, 25°, 20°, 18°C) auf das Herz im HLP, daß mit der Senkung der Temperatur ein fortlaufender Abfall der Funktionsfähigkeit des Herzens [165] entsteht. Gleichzeitig wachsen nach den Angaben von R. A. LEMKUHL (1957) Schlagarbeit und mittlere Minutenleistung am isolierten Katzenherzen bei Hypothermie (25°C) stark an. Eine der möglichen Erklärungen dieser Tatsache besteht darin, daß eine Abkühlung die mechanische Effektivität des Herzens [70] begünstigt. Offensichtlich hängt mit dieser Erscheinung zusammen, daß in einer Reihe von unseren Versuchen auf dem Hintergrund einer sich entwickelnden Herzschwäche eine Verbesserung des Funktionszustandes des Herzens bei Temperaturverringerung von 37° bis auf 33°C eintrat.

Besonderes Interesse hat die Frage nach dem Einfluß des Funktionszustandes des Herzens auf die venöse Charakteristik.

Bei der Arbeit mit dem HLP erforscht der Experimentator von Anfang an ein Herz, welches nach einer komplizierten chirurgischen Operation zur Abtrennung des Präparates und der Manipulationen zum Anschluß an das große künstliche Kreislaufsystem arbeitet. Deshalb kann sich der Anfangszustand des Myokards in

verschiedenen Versuchen als unterschiedlich erweisen, was sich wesentlich auf die Versuchsergebnisse auswirkt.
Untersuchen wir, ob es eine quantitative Bewertung des Funktionszustandes geben kann. Als objektive Gradmesser für den Funktionszustand des Herzens können sowohl statische venöse als auch statische arterielle Charakteristiken dienen. Die zeitliche Wiederholbarkeit der eindeutigen Charakteristik beweist die Beständigkeit des Funktionszustandes. Das Niveau dieses Zustandes kann man nach den Parametern der analytischen Ausdrücke (Gleichungen) beurteilen, die die Abhängigkeiten der Leistung (entweder der Schlagenergie oder des Minutenvolumens) vom Mitteldruck im rechten Vorhof approximieren. Insbesondere ist die Bewertung der maximalen Leistung möglich, die das Herz bei maximal zulässigem Druck im rechten Vorhof entwickelt. Im II. Kapitel wird die Bestimmung dieser Größe bei Approximation der entsprechenden venösen statischen Charakteristik ausführlich betrachtet. Wenn der Funktionszustand des Herzens gut ist, bleibt die maximale Leistung bei einigen wiederholten Registrierungen der Charakteristik unverändert. Wenn er sich aber progressiv verschlechtert, so verringert sich die genannte Größe mit der Zeit (Abb. 44). Mit der Verschlechterung des Funktionszustandes nimmt nicht nur die Größe der maximalen Leistung ab, die das Herz zu entwickeln fähig ist, sondern es wird eine Kurvenverschiebung nach rechts beobachtet. Das erklärt sich dadurch, daß das geschwächte Herz eine größere Anfangsfüllung braucht, um die für die Durchführung des Auswurfs notwendige Kraft zu entwickeln. Bemerkenswert ist, daß das Herz fähig ist unter stabilen Bedingungen auf verschiedenen Niveaus des Funktionszustandes zu arbeiten.
Den Übergang von einem Niveau stabiler Arbeit zu einem anderen niedrigeren kann zum Beispiel eine Überlastung oder eine Verschlechterung der koronaren Blutversorgung hervorrufen. Außerdem kann die Veränderung des Funktionszustandes mit einer Veränderung der Einstellung der biochemischen und thermischen Stabilisierung verbunden sein. Bei Veränderung des Funktionszustandes kann sich auch die Frequenz der Herzkontraktionen verändern.
Aus dem Dargelegten folgt, daß der Funktionszustand des isolierten Herzens erstens durch den Zustand des Myokards am Anfang der Arbeit mit dem HLP, zweitens durch die Einstellung der biochemischen und thermischen Stabilisierung des Präparates in seiner Arbeitsperiode und drittens durch die Intensität der vorangegangenen Belastungen bestimmt wird. Überbelastung ruft immer den Übergang zu einem neuen verschlechterten Funktionszustand hervor.
Der Funktionszustand kann durch die Einwirkung bestimmter inotroper Wirkstoffe auf ein höheres Niveau gebracht werden. In den Experimenten am HLP wird das vor allem durch die Erhöhung der Adrenalindosis erreicht (siehe Abb. 31). Bei Verbesserung des Funktionszustandes des Herzens wird nicht nur die Steilheit der Kurve der Abhängigkeit der Leistung vom Druck im rechten Vorhof vergrößert, sondern es erfolgt auch eine bemerkenswerte Erweiterung der zulässigen Belastungsgrenzen. Das Herz beginnt das Blut bei niedrigeren Druckwerten im rechten Vorhof auszuwerfen und dehnt den linearen Zusammenhang zwischen

Leistungsfähigkeit und Druckgröße im rechten Vorhof auf einen breiteren Bereich aus. Bei sich entwickelnder Herzschwäche erleidet die venöse Charakteristik umgekehrte Veränderungen als die, die durch die Erhöhung der Adrenalindosis hervorgerufen werden.
Die Erforschung der venösen Charakteristiken am isolierten Herzen gestattet es, charakteristische Besonderheiten für gewisse pathologische Zustände festzustellen. Der Charakter der Abhängigkeit wurde oben für ein mit einigen Vorbehalten

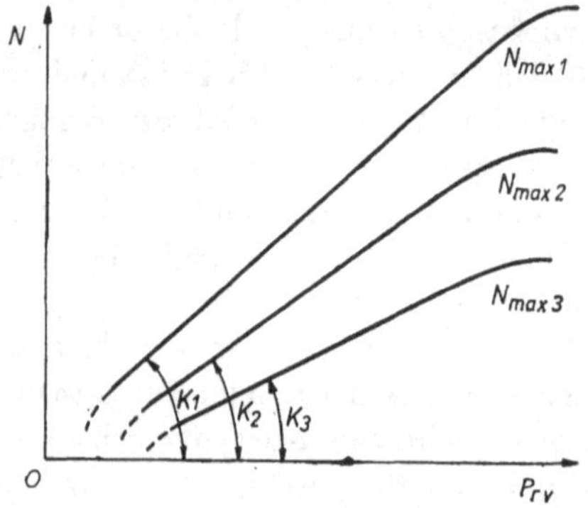


Abb. 44. Einfluß der Verschlechterung des Funktionszustandes des Herzens auf den Charakter der Abhängigkeit der Leistung vom Druck im rechten Vorhof.

normales Herz und auch für ein Herz mit einem sich in beiden Ventrikeln gleichmäßig verschlechternden Funktionszustand beschrieben. Manchmal werden in den Experimenten Bedingungen geschaffen, bei denen die Insuffizienz hauptsächlich in einer Herzhälfte entsteht. Die dabei erhaltenen Abhängigkeiten zeigen charakteristische Merkmale. Wenn sich bei allgemeiner Herzschwäche die Abweichung der Abhängigkeit zwischen Leistung und Auswurf von der Norm durch einen späteren Beginn des Auswurfs und einen geneigteren Kurvenverlauf unterscheidet, wird die Schwäche einer der Herzhälften durch das Vorherrschen einer dieser Besonderheiten charakterisiert. Eine Schwächung des linken Ventrikels wird bei gutem Zustand des rechten von einem Auswurf bei verhältnismäßig niedrigen Drücken im rechten Vorhof und von einem im Vergleich mit dem normalen stärker geneigten Kurvenverlauf begleitet. Bei Schwäche des rechten Ventrikels besteht das Merkmal darin, daß der Neigungswinkel der Kurve dem normalen ähnlich ist. Der für die Entwicklung der Nutzenergie notwendige Anfangsdruck ist jedoch bei weiterem höher als der normale (siehe Abb. 30).
Das Gesagte findet Bestätigung auch bei der Gegenüberstellung der absoluten Druckgrößen im rechten und linken Vorhof. Wenn der Unterschied der Drücke im rechten und linken Vorhof bei normalem Herzzustand bei allen Charakteristiken in den Grenzen von 50 bis 70 mm Wassersäule schwankt und auch bei Schwäche beider Ventrikel eingehalten wird, so ist die Verschlechterung der Arbeitsfähigkeit einer der Herzhälften von einer Veränderung dieser Wechselbeziehung begleitet. Die Verschiedenheit der Druckwerte verringert sich bei einer Insuffizienz des

rechten Ventrikels bis zu ihrem Ausgleich in den Vorhöfen und umgekehrt wächst sie bei einer Insuffizienz des rechten Ventrikels und kann 100 mm Wassersäule erreichen.

In Verbindung mit der Entwicklung einer Herzschwäche verringert sich die Empfindlichkeit des Herzens gegenüber Veränderungen des venösen Druckes. Bei vorherrschender Schwächung des linken Ventrikels ist sie herabgesetzt. Für das Erreichen ein und desselben Auswurfs ist in diesem Fall im rechten Vorhof ein höherer Druck als unter normalen Bedingungen erforderlich. Für die Insuffizienz des rechten Ventrikels ist die Bewahrung der Empfindlichkeit des Herzens gegenüber Erhöhung des Zuflusses charakteristisch. Die Wachstumskurve des Auswurfs beginnt jedoch bei höheren absoluten Druckwerten im rechten Vorhof. Bei Insuffizienz beider Herzhälften erhalten wir eine Kurve, die die Merkmale dieser beiden Kurventypen in sich vereinigt.

Der Charakter der Abhängigkeit der Leistungsfähigkeit des Herzens vom venösen Druck hat große Bedeutung für das Verständnis des Problems der Herzinsuffizienz (Krug, Schlicher 1960). Eine Insuffizienz des Herzmuskels liegt dann vor, wenn ein ausreichendes Minutenvolumen nur durch im Vergleich zum normalen Herzen erhöhten enddiastolischen Druck und entsprechend erhöhtes enddiastolisches Volumen des Ventrikels erreicht werden kann. Die Vergrößerung des enddiastolischen Volumens führt zur Verminderung der Wechselbeziehung zwischen dem Schlagvolumen und dem enddiastolischen Volumen. Je stärker die Herzinsuffizienz ausgeprägt ist, um so geringer ist diese Wechselbeziehung. Bei gleichem Mitteldruck in den Vorhöfen ist das Minutenvolumen des gesunden Herzens immer größer als bei einem Herzen im Zustand der Insuffizienz. Es ist auch zu berücksichtigen, daß bei einer Herzinsuffizienz die Möglichkeit, die Kontraktilität mit Hilfe der extrakardialen inotropen Einflüsse zu erhöhen, mehr oder weniger verringert ist. Infolgedessen ist ein solches Herz gezwungen, sich an die vergrößerte Belastung überwiegend auf Kosten des Mechanismus von Starling anzupassen [143].

Die dargelegten Erwägungen können für die klinische Praxis nützlich sein. Wenn die Messung des zentralen venösen Druckes eine breite Anwendung in den kardiochirurgischen Kliniken findet, kann sie eine wertvolle Information über den Funktionszustand des Herzens unter Berücksichtigung der Rolle des zirkulierenden Blutes geben. Als Beispiel für die Erhöhung der Leistungsfähigkeit des Herzens durch einen der Wirkungsfaktoren kann die künstliche Erhöhung des venösen Rückflusses durch Bluttransfusion angesehen werden. Eine solche Maßnahme kann sich tatsächlich in einer Reihe von Fällen als nützlich erweisen. Jedoch ist die durch Bluttransfusion hervorgerufene Erhöhung des Druckes im rechten Vorhof nur in den Grenzen wirksam, die dem linearen Abschnitt der beschriebenen venösen Charakteristiken entsprechen. Die absoluten Grenzwerte dieses Bereiches des zentralen venösen Druckes können sich selbstverständlich von den experimentellen Werten infolge der zahlreichen Einflüsse auf die Herztätigkeit im intakten Organismus unterscheiden. Zweifellos ermöglicht die übermäßige Erhöhung des venösen Zuflusses nicht nur eine Verbesserung der Herz-

funktion, sondern sie kann auch Schaden bringen, indem die geschaffene Überlastung letzten Endes zu einer Dilatation des Herzens führt.
Aus den Beobachtungen der Besonderheiten der venösen Charakteristiken ergibt sich die Folgerung, den bedeutenden diagnostischen Wert der Messung des zentralen venösen Druckes besonders in Verbindung mit dem Druck im linken Vorhof für die Beurteilung der Entwicklung einer Insuffizienz einzelner Herzabschnitte zu betonen. Die Kenntnis dieser beiden Größen ist ein wichtiges diagnostisches Kriterium bei der Differenzierung des Vorherrschens einer rechts- oder linksseitigen Herzinsuffizienz.
Die Bewertung des venösen Rückflusses aus der Größe des zentralen venösen Druckes besitzt für die klinische Anwendung des künstlichen Kreislaufs besondere Bedeutung. Die Rolle dieses Parameters ist im Verlauf der Perfusion unschätzbar, weil der zentrale venöse Druck sehr subtil auf verschiedene Störungen des Abflusses reagiert. Somit ist er einer der Faktoren zur Kontrolle einer optimalen Einstellung der Perfusion. Einen noch größeren Wert gewinnt dieser Parameter in der kurzen Zeitspanne der Normalisierung der Hämodynamik unmittelbar nach Unterbrechung des künstlichen Kreislaufes. Er gestattet, die funktionelle Vollwertigkeit des Herzens in dieser Periode zu bewerten und signalisiert bei Herzschwäche die Notwendigkeit der Aufnahme rechtzeitiger therapeutischer Maßnahmen bis zur vorübergehenden Wiederaufnahme der Perfusion.
Die in dem Experiment aufgefundene deutliche Verbesserung des Funktionszustandes des Herzens unter dem Einfluß positiver inotroper Wirkstoffe bildet die Grundlage dafür, Adrenalin für dieses Ziel unter bestimmten Bedingungen als zweckmäßiges Mittel anzuwenden. Da die Benutzung von Adrenalin unter klinischen Bedingungen mit einer Reihe Nebenwirkungen verbunden ist — heftige Veränderungen der Frequenz der Herzkontraktionen, hypertensive Wirkung, Gefahr der Entwicklung von Kammerflimmern u. a. — bedarf die Frage nach der Anwendungsweise und den Dosierungen einer speziellen Bearbeitung.
Das Studium der Abhängigkeit der Herzarbeit vom venösen Zufluß gibt unter den Bedingungen des gesamten Organismus die Möglichkeit, die erhaltenen Ergebnisse den realen Bedingungen anzunähern, die das Herzverhalten eines gesunden und eines kranken Menschen bestimmen.
Am Anfang des Kapitels erwähnten wir bereits den Streit und die Meinungsverschiedenheiten über die Anwendbarkeit des Starling-Gesetzes auf das Herz im Organismus. Gegenwärtig werden auf diesem Gebiet viele Forschungen vorgenommen. Die These von der Anwendbarkeit des gegebenen Gesetzes auf die Bedingungen des gesamten intakten Organismus hat sowohl vielzählige Anhänger (Braunwald, Warbasse, Sarnoff, Chapman u. a.), als auch entschiedene kompetente Gegner (Rushmer u. a.). Nachdem wir den Charakter der Abhängigkeit der Leistungsfähigkeit des Herzens vom venösen Zufluß analysierten, ist es interessant, die Beweise der Anhänger und Gegner dieser Konzeption genauer zu betrachten.
Im Jahre 1954 entdeckten Sarnoff und Berglund beim Studium der Funktionskurven des Ventrikels an einem narkotisierten Hund mit geöffnetem Thorax Abhängigkeiten, die den am HLP gefundenen entsprechen.

Aus den Arbeiten von BRAUNWALD und Mitarbeitern [68, 83—87, 114, 198], FERGUSSON u. a. (1953), CHAPMAN u. a. (1959, 1960) folgt zweifellos, daß die heterometrische Regulierung auf Basis des Starling-Gesetzes nicht nur für das Herz eines narkotisierten Tieres mit geöffnetem und geschlossenem Brustkorb, sondern auch für das Herz des nichtnarkotisierten Menschen richtig ist. Jene Beobachtungen, in denen sich das Herz bei Belastung nicht nur vergrößert, sondern manchmal auch verkleinert (RUSHMER, SMITH 1959), bedeuten noch nicht, daß die heterometrische Selbstregulation in diesen Fällen nicht existiert. Solche Schlußfolgerungen basieren auf einem Mißverständnis. Die Tatsache der Verringerung der Herzgröße bei physischer Belastung zeigt unter den Bedingungen des gesamten Organismus, daß sich infolge des Einflusses des Zentralnervensystems oder der Erhöhung der Konzentration der Katecholamine die Kontraktilität des Myokards erhöht und sich die Funktionskurve des Ventrikels im Ergebnis dessen nach links und nach oben verschoben hat.
Die Herzreaktion wird bei ,,Belastung durch Volumen" in einem intakten Organismus im bedeutenden Maße vom Mechanismus der heterometrischen Selbstregulation bestimmt [79, 84, 114]. In Verbindung damit erscheint es interessant, die venösen statischen Charakteristiken des isolierten Herzens mit den Funktionskurven des Ventrikels zu vergleichen, die in der Arbeit von BISHOP, STONE und GUYTON (1964) an intakten Hunden in chronischen Experimenten mit eingewachsenem Abnehmer eines Flowmeters erhalten wurden. Aus der Abb. 45 ist ersichtlich, daß es eine genügend enge Übereinstimmung zwischen den von diesen Autoren an intakten nichtnarkotisierten Hunden und von uns am HLP erhaltenen Abhängigkeiten gibt. Wir heben hervor, daß nicht nur der qualitative Charakter der Abhängigkeit, die Kurvenform, sondern auch in bedeutendem Maße die Druckgrenzen in den Vorhöfen und die absolute Größe des Schlagvolumens übereinstimmen. Um die Kurven vergleichbar zu machen, muß die Funktionskurve des Ventrikels des intakten Hundes nach rechts verschoben werden, wodurch der im Organismus vorhandene negative Pleuradruck kompensiert wird. Eine solche Verschiebung nahmen wir in Übereinstimmung mit den in der Monographie von GUYTON [125] angeführten Verhältnissen in der Abb. 45 vor.

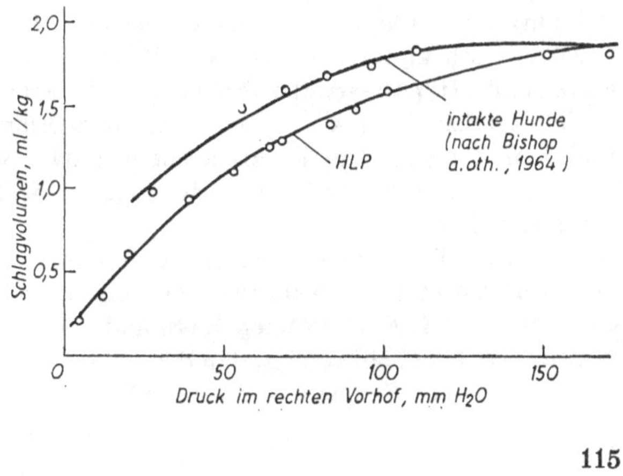


Abb. 45. Vergleich einer venösen statischen Charakteristik des isolierten Herzens mit der Abhängigkeit des Schlagvolumens vom Druck im rechten Vorhof bei intakten Hunden.

Die Abhängigkeit der Leistungsfähigkeit des Herzens von der venösen Füllung wird besonders deutlich unter den Bedingungen einer Blockade des vegetativen Nervensystems sichtbar (BRAUNWALD u. a. 1960, 1961). Der spezifische Einfluß dieser Art Regulation verringert sich im intakten Organismus mit unversehrten nervalen und humoralen Verbindungen. SARNOFF und MITCHELL (1961) zeigten mittels sorgfältig analysierten Wechselbeziehungen zwischen den dem Herzen als Organ eigenen inneren regulierenden Mechanismen und den extrakardialen nervalen Einflüssen, daß man ihre Wechselbeziehungen am richtigsten als sich gegenseitig verstärkende annehmen muß.

## Die Abhängigkeit der Leistungsfähigkeit des Herzens vom arteriellen Druck

Wenn es zur Frage der Regulierung der Leistungsfähigkeit des Herzens durch den venösen Zufluß eine sehr große Menge hauptsächlich übereinstimmender, wenn auch nur qualitativer Beobachtungen auf verschiedenen Ebenen — isoliertes Herz, Tierherz beim geöffneten Thorax, intaktes Tierherz, Menschenherz — gibt, so wird die Frage nach der Regulierung durch den arteriellen Druck nur in einigen Arbeiten betrachtet und bleibt bis zur heutigen Zeit ungeklärt.

Bekannt ist, daß STARLING nur einen Regulationsmechanismus für die Arbeit des isolierten Herzens anerkannte: Die Veränderung der enddiastolischen Länge der Myokardfasern („heterometrische Selbstregulation“ nach SARNOFF und MITCHELL). Nach STARLINGS Meinung ruft jede beliebige auch mit der Erhöhung des arteriellen Druckes verbundene Vergrößerung der Belastung des Herzens eine Vergrößerung der während der Systole entwickelten Arbeit auf Kosten einer zusätzlichen enddiastolischen Faserdehnung des Myokards hervor. Diese zusätzliche präsystolische Dehnung entsteht bei Erhöhung des arteriellen Druckes als ein im Vergleich mit den vorausgegangenen Versuchsbedingungen vergrößertes Restvolumen des Herzens.

Nach STARLING bezieht sich auch die Mehrzahl der anderen Forscher, die die Herzreaktion auf Veränderungen des arteriellen Druckes beobachteten, auf die Veränderung der enddiastolischen Länge der Muskelfasern oder des enddiastolischen Druckes. Noch in der Zeit, als jeder Beweis fehlte, haben WIGGERS (1928) und KATZ (1955) Hypothesen darüber aufgestellt, daß die arterielle Belastung einen Einfluß auf den Kontraktionsprozeß ausübt. So schrieb KATZ im Jahre 1955: „Der Widerstand, gegen den der Herzventrikel das Blut ausstößt, beeinflußt den Charakter seiner Kontraktion unabhängig vom Einfluß des enddiastolischen Volumens“ [134].

Erst in den 60iger Jahren unseres Jahrhunderts wurde von ausländischen Forschern (SARNOFF u. a. 1960; IMPERIAL, LEVY und ZIESKE 1961, 1963; PIEPER und OGDEN 1964; SONNENBLICK 1963) und auch von den Autoren des vorliegenden Buches [5, 35, 36] gezeigt, daß der arterielle Druck selbst ohne Wirkung des Mechanismus von STARLING die vom linken Ventrikel entwickelte Energie reguliert. Dieser Typ der Regulation der Herzarbeit kann, um die von Sarnoff und Mitchell eingeführte Terminologie zu benutzen, der „homeometrischen Selbstregulation" [179, 180] zugeordnet werden. Ungeachtet dessen, daß die Existenz einer unabhängigen Regulation der vom Herzen entwickelten Energie durch die Größe des arteriellen Druckes als bewiesen angesehen werden kann, ist der Charakter dieser Regulation bis heute nicht endgültig geklärt. Interessanterweise muß hervorgehoben werden, daß nicht nur die Versuchsergebnisse der verschiedenen Autoren, sondern sogar einige modifizierte Versuche ein und derselben Forscher [130, 147, 151] widersprüchlich sind.

Da Literaturangaben zur besprochenen Frage spärlich und widersprüchlich sind, erachten wir es als notwendig, zur Erörterung einen breiten Kreis von Arbeiten aus dem Bereich der von uns unmittelbar untersuchten Frage heranzuziehen. Wir wollen die Einstellungsvorgänge bei Veränderung des Abflußwiderstandes betrachten, obwohl das Ziel unserer Forschung nicht die dynamischen, sondern die statischen Verhältnisse sowie einige Forschungsergebnisse des Verhaltens des Herzens unter den Bedingungen des intakten Organismus waren.

Im Jahre 1912 fand Anrep, der im Laboratorium von Starling die Herzreaktion auf mechanische Kompression der Aorta im HLP untersuchte, daß die Erhöhung des arteriellen Druckes immer eine passive Dilatation hervorruft, nach der sich das Volumen des Herzens etwas verringert, wobei es jedoch nicht zum vorherigen Niveau zurückkehrt. Danach bleibt das Herzvolumen leicht vermindert ohne Veränderungen im Verlaufe der ganzen Zeit bestehen, solange der hohe Druck in der Aorta aufrechterhalten wird. Anrep zog die Schlußfolgerung, daß bei Erhöhung des Auswurfswiderstandes das Herz zu seinem normalen Volumen zurückzukehren bestrebt ist und daß diese Reaktion am deutlichsten bei Vorhandensein von Adrenalin auftritt [64]. Dem „Anrep-Effekt" ähnliche Erscheinungen wurden im Jahre 1959 von Rosenblueth u. a. am rechten Ventrikel eines isolierten Hundeherzens [168] beobachtet. Sie zeigten, daß, wenn man den rechten Ventrikel zwingt, sich gegen erhöhten Druck zu kontrahieren, das Herz nach einer Anfangsdehnung allmählich sein vorheriges Volumen wieder erlangt, wobei es gleichzeitig den vollständigen Kompensationsgrad bewahrt. Die Anfangsdehnung ist nach Starling und Anrep eine obligatorische Komponente.

Alle die Veränderung des arteriellen Druckes begleitenden Prozesse in der Herzreaktion werden von Sarnoff, Mitchell, Gilmore und Remensnyder in der Arbeit über die homeometrische Selbstregulation des Herzens [180] detailliert analysiert. Sie zeigen, daß das isolierte Herz auf die Erhöhung des Auswurfswiderstandes durch Vergrößerung der Kontraktilität reagiert, die sich in der Leistung einer großen äußeren Arbeit bei bestimmtem enddiastolischen Druck oder bestimmter Faserlänge (siehe Abb. 34) und in einer großen Geschwindigkeit der systolischen Spannungsentwicklung äußert.

Im Jahre 1961 wandten Imperial, Levy und Zieske [130] in Versuchen am HLP eine spezielle Methodik zur Veränderung des Auswurfswiderstandes unmittelbar vor der Systole an, die es gestattete, die Herzreaktion sofort nach der Erhöhung des Widerstandes zu registrieren, ehe sich der enddiastolische Druck und das

Volumen verändern konnten. Das Herz reagiert auf diese Manipulation mit Vergrößerung des systolischen Druckmaximums, mit einem Leistungsabfall des linken Ventrikels und seiner Schlagarbeit sowie mit einem sehr unbedeutenden und nicht immer beobachteten Abfall des Schlagvolumens. Alle diese Veränderungen vergrößerten sich mit dem Anwachsen des Widerstandes. Ungeachtet dessen, daß die Autoren der genannten Arbeit bei Erhöhung des peripheren Widerstandes eine Verringerung der Leistung und der Schlagarbeit registrierten, unterstreichen sie, daß die Erhöhung des systolischen Druckmaximums das Zeugnis der anwachsenden Spannung des Myokards verbunden mit einer erhöhten Freisetzung von Energie ist. Im Ergebnis der durchgeführten Experimente kamen die Autoren zu der Schlußfolgerung, daß der Abflußwiderstand selbst die Leistungsfähigkeit des Myokards beeinflußt. Gleichzeitig erhoben sie der klassischen Konzeption ähnliche Ergebnisse, daß die Anfangslänge der Fasern die Intensität der Reaktion auf die Erhöhung des Widerstandes modifizieren kann, d. h. das Anwachsen des systolischen Druckmaximums sich bei einem höheren Niveau des Druckes im Vorhof verstärkte.

Die im Jahre 1963 [147] veröffentlichte Arbeit dieser Autoren war speziell der Erforschung der Ventrikelreaktion auf den vergrößerten Gegendruck unter Bedingungen gewidmet, die eine Erhöhung des enddiastolischen Druckes („geschlossenes System") nicht zulassen. Die Versuche wurden am isolierten Herzen in Verbindung mit einem Spenderhund durchgeführt. Zur Kontrolle wurden Versuche am „offenen System" durchgeführt, in dem sich der enddiastolische Druck erhöhen konnte. Sowohl in den geschlossenen als auch in den offenen Systemen trat als eine sofortige Reaktion des linken Ventrikels auf den erhöhten Widerstand ein Abfall seiner Leistung und Schlagarbeit sowie des Minuten- und Schlagvolumens auf. Nach einigen Kontraktionen jedoch kehrten diese Parameter zum Kontrollniveau zurück oder übertrafen es sogar. Die Autoren kamen zu dem Ergebnis, daß der Prozeß der Wiederherstellung, also der Kompensation bedeutend besser im offenen System zum Ausdruck kommt, d. h. bei gemeinsamer Wirkung der homeo- und heterometrischen Selbstregulation.

In der Arbeit von Pieper und Ogden [161] werden gleichfalls Beweise dafür angeführt, daß die Schlagarbeit des Herzens im HLP die Funktion zweier unabhängig wirkender Faktoren, nämlich des enddiastolischen Volumens und des arteriellen Druckes ist. In den Versuchen dieser Autoren verringerten sich die Schlagarbeit und das Schlagvolumen mit der Erhöhung des systolischen Mitteldruckes in der Aorta.

Wir sehen, daß die Hypothese von der Verringerung des Schlagvolumens bei Erhöhung des arteriellen Druckes sich so sehr in den Köpfen der Forscher eingebürgert hat, daß sie sogar von Grodings, Defares und Mitarbeitern als Grundlage in die von ihnen geschaffenen Systemmodelle des Kreislaufs aufgenommen wurde [21, 100]. Indessen ist es völlig unmöglich, diese These als bewiesen anzusehen. Wir erinnern daran, daß das Minuten- und Schlagvolumen des Herzens in den Versuchen von Starling bei Veränderung des arteriellen Druckes in breiten Grenzen konstant bleibt. Abel [62] hat in 14 von 27 Experimenten eine Erhöhung und in

13 eine Verringerung des Schlagvolumens bei Erhöhung des Druckes in der Aorta beobachtet. Damit waren keine bestimmten Veränderungen der Schlagarbeit verbunden. DE MATTOS, LEVY und ZIESKE [151] entdeckten in Versuchen mit Schaffung eines erhöhten Abflußwiderstandes an Hunden mit geöffnetem Brustkorb völlig unterschiedliche Reaktionen des linken Ventrikels auf in der Größe äquivalente Widerstände, die beim Abklemmen der Aorta oder des Trunkus brachiocephalicus entstehen. Während das Abklemmen der Aorta zur Verringerung des Schlagvolumens führte, bleibt das Schlagvolumen beim Abklemmen des Trunkus brachiocephalicus erhalten. Die Schlagarbeit und das Leistungsmaximum erhöhten sich bedeutend. Diese Unterschiede blieben auch nach zweiseitiger Vagotomie erhalten.

Die Analyse der angeführten Daten überzeugt uns von der ungenügenden Erforschung dieser Frage. Sogar in den besten der angeführten Arbeiten gibt es keine Hinweise auf die Wiederholbarkeit der beobachteten Effekte und keine Bewertungen der Zuverlässigkeit der erhaltenen Angaben. Es gibt keine Abgrenzung der labilen und stabilen Versuchsbedingungen der Herzarbeit.

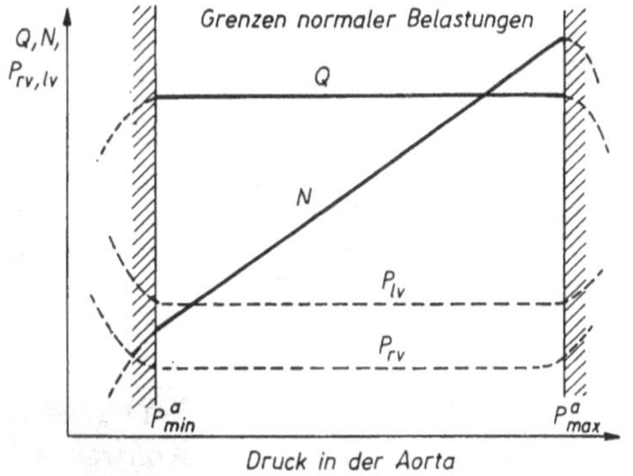


Abb. 46. Abhängigkeit der Leistung, des Auswurfs und des Druckes im rechten und linken Vorhof vom Mitteldruck in der Aorta.

Auf Grund der von uns durchgeführten experimentellen Forschungen wurde folgende qualitative Abhängigkeit der Energie und des Minutenvolumens des linken Ventrikels vom Mitteldruck in der Aorta bei konstantem venösen Druck festgestellt (Abb. 46): Mit der Veränderung des arteriellen Mitteldruckes verändert sich die vom Ventrikel entwickelte Leistung direkt proportional zur Höhe des arteriellen Druckes. Die wesentliche Besonderheit dieser Abhängigkeit ist, daß beim Anwachsen der Herzleistung seine Schlag- und Minutenvolumina konstant bleiben und sich der Druck in den Herzhohlräumen während der Diastole gleichfalls nicht verändert. Die Konstanz des Mitteldruckes im rechten und im linken Vorhof beweist bei Größenveränderung der Herzenergie infolge Veränderung des arteriellen Druckes die unabhängige Rolle des letzten als Faktor, der die vom Herzen entwickelte Energie bestimmt. Die von uns erhaltenen Daten bestätigen die Existenz eines von der heterometrischen Regulierung unabhängigen Mechanismus der Regulation der Ventrikelleistung durch die Druckhöhe in der Aorta. Der beschriebene Abhängigkeitscharakter stimmt mit den Forschungsergebnissen von SONNENBLICK und DOWNING (1963) am isolierten Katzenherzen überein. Er befindet sich gleichzeitig im Widerspruch zu den Angaben von IMPERIAL (1961), nach dem die Erhöhung des Mitteldruckes in der Aorta von einer Verringerung des Schlagvolumens und der Schlagenergie des Ventrikels begleitet wird. Mit den möglichen Ursachen dieser Widersprüche befassen wir uns später bei der Analyse des Einflusses des Funktionszustandes des Herzens auf die arterielle Charakteristik.

Die beschriebene Abhängigkeit des Auswurfs und der Leistung des Herzens vom Mitteldruck in der Aorta wird in genügend breiten, aber genau feststellbaren Veränderungsgrenzen des arteriellen Druckes etwa zwischen 40 bis 50 mm und 130 bis 150 mm Hg beobachtet. Sie ist wie die früher betrachtete venöse Charakteristik wiederholbar und läßt sich gut als linearer Ausdruck approximieren.

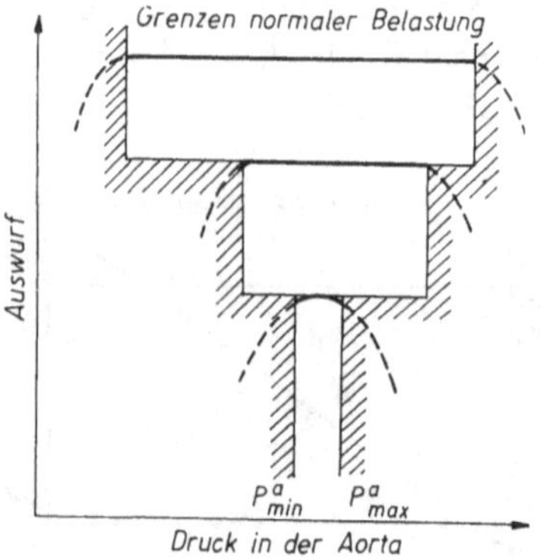


Abb. 47. Einfluß der Verschlechterung des Funktionszustandes des Herzens auf die Abhängigkeit des Auswurfs vom Mitteldruck in der Aorta.

Bei Überschreiten der normalen Grenzen durch Erhöhung des arteriellen Druckes wirkt sein Einfluß auf die Kontraktionsenergie umgekehrt. Die Abhängigkeit, auch die umgekehrt proportionale, tritt jeweils zwischen dem arteriellen Druck und dem Schlagvolumen auf. Sehr wichtig ist, daß bei Annäherung des arteriellen Druckes an die kritische Grenze der Mitteldruck in den Vorhöfen bei ein und demselben vorgegebenen venösen Druck anzuwachsen beginnt, was von einer Verschlechterung des Funktionszustandes des Herzens in Verbindung mit der Überbelastung zeugt. Die Verringerung des arteriellen Druckes unter 40 bis 50 mm Hg führt gleichfalls zu einer Minderung des Minuten- und Schlagvolumens und folglich auch der Nutzenergie sowie zum Anwachsen des Mitteldruckes in den Vorhöfen. Die Verschlechterung des Funktionszustandes des Herzens ist im gegebenen Falle die natürliche Folge der Verringerung der koronaren Blutströmung. Mit der Verschlechterung des Funktionszustandes des Herzens erfolgt nicht nur eine Verringerung der Auswurfsgröße bei ein und demselben Zufluß, sondern sie schränkt auch den Bereich der zulässigen Veränderungsgrenzen des arteriellen Druckes ein, d. h. das Gebiet, in dem die Konstanz des Auswurfs beobachtet wird (Abb. 47). Die Grenzen werden bei ausgeprägter Herzschwäche so eng (siehe Abb. 42), daß die Mehrzahl der an geschwächten Herzen experimentierenden

Forscher einfach nicht das Vorhandensein der linearen Funktionsabhängigkeit der Leistung des linken Ventrikels vom Druck in der Aorta erfaßt hat. Das ist aller Wahrscheinlichkeit nach der Grund der in der Literatur weit verbreiteten Meinung, daß die Druckerhöhung in der Aorta von einem Abfall des Herzauswurfs und der Erhöhung des Druckes im linken Vorhof begleitet wird.

Mit der Anerkennung von $P_a$ als unabhängigem Regulator der Kontraktionsenergie richten einige Forscher keine Aufmerksamkeit auf die Erlangung eindeutiger Charakteristiken und überschreiten in der Regel die Grenzen der zulässigen Belastung bei gegebenem Funktionszustand des Herzens. Der Fehler besteht dabei darin, daß die Abhängigkeit der Kontraktionsenergie von zwei Faktoren, dem arteriellen Druck und dem Funktionszustand, als Funktion nur einer Veränderlichen $P_a$ interpretiert wird. Aus den Ergebnissen der genannten Arbeit von Imperial u. a. folgt, daß ihre Beobachtungen auf dem Hintergrund einer Herzschwäche durchgeführt wurden.

Die geringe Verminderung des in einer Reihe von Charakteristiken am normalen Herzen beobachteten Auswurfs (siehe Abb. 37) mit der Druckerhöhung in der Aorta ist wahrscheinlich mit einer Vergrößerung der koronaren Durchblutung verbunden. Wir erinnern daran, daß wir in unserer Methodik die Größe des Minutenvolumens ohne den koronaren Blutstrom bestimmen. Dafür spricht auch das Anwachsen des Mitteldruckes im rechten Vorhof bei einem konstanten Mitteldruck im linken. Diese Erscheinung wird unregelmäßig beobachtet. Ihre Bedeutung ist so gering, daß sie den Charakter der beschriebenen Abhängigkeit der Leistung des Herzens vom Druck in der Aorta nicht verändert.

Bei gutem Funktionszustand des Herzens ändert eine Veränderung des konstanten venösen Zuflusses den Charakter der beschriebenen Abhängigkeit der Leistungsfähigkeit des Herzens vom Mitteldruck in der Aorta nicht. Es ist selbstverständlich, daß das Niveau des konstanten Mitteldruckes in beiden Vorhöfen und die absolute Größe des konstanten Auswurfs umso höher und die Kurve der Leistungsveränderung umso steiler sind (siehe Abb. 40), je höher der konstant vorgegebene venöse Druck bei Registrierung der arteriellen Charakteristik ist.

Wir überzeugten uns bei der Registrierung der venösen und arteriellen statischen Charakteristiken des Herzens nicht nur von dem Vorhandensein zweier unabhängiger Regulationsarten der Kontraktionsenergie des Herzens, sondern ermittelten auch ihren quantitativen Ausdruck. Bei der Betrachtung des zweiten Regulationstyps, nämlich der durch den arteriellen Druck, werden Resultate erhalten, die den Begriff homeometrische Selbstregulation des Herzens zu präzisieren gestatten: Der arterielle Druck reguliert unabhängig vom venösen die Kontraktionsleistung des Ventrikels so, daß die Größe des Herzauswurfs nach Beendigung des Übergangsprozesses in weiten Grenzen der Druckveränderung in der Aorta konstant bleibt.

Der Mechanismus der heterometrischen Selbstregulation des Herzens nach dem Gesetz von Starling ist in der Literatur genügend breit behandelt worden und wir werden ihn hier nicht erörtern. Wir unterstreichen nur, daß dieser Regulationstyp im Grunde genommen für Muskelfasern überhaupt universell ist. Seine quali-

tativen Besonderheiten sind bis zur Erforschung der ultrastrukturellen Grundlage gut bekannt (Sonnenblick u. a. 1966).
Bedeutend weniger gut ist die homeometrische Selbstregulation des Herzens erforscht. Hier haben wir es mit einer bis jetzt noch unerklärten Vergrößerung der Kontraktionsfähigkeit des Myokards zu tun. Ohne die Erscheinungen dieses Regulationstyps zu erwähnen, die mit dem Bowditch-Effekt verbunden sind, betrachten wir nur die Ergebnisse der Wirkung der Vergrößerung des arteriellen Widerstandes auf die Kontraktilität. Das interessante an dieser Art der Selbstregulation besteht darin, daß sich die vom Herzen entwickelte Leistung unter dem Einfluß des arteriellen Druckes in dem Grade verändert, der für die Sicherung der Konstanz des Herzauswurfs notwendig ist. Das Herz ist somit fähig, die von ihm entwickelte Leistung in breiten Grenzen zu regulieren, indem es das vorgegebene Schlagvolumen durch den Zufluß aufrecht erhält und seine heterometrischen Reserven dabei nicht ausnutzt. Wie kann diese Art der Selbstregulation erklärt werden? Betrachtet man die Tatsache der Leistungserhöhung bei Vergrößerung des Druckes in der Aorta, so ist vor allem anzunehmen, daß die Ursache der Erhöhung der Kontraktionsfähigkeit des Herzens die Vergrößerung der Koronardurchblutung ist. Bei Erhöhung des koronaren Blutstromes über ein kritisches Maximalniveau erhöht sich von selbst die Kontraktilität des Myokards nicht.
Möglicherweise schließt die homeometrische Regulation den von Rosenblueth gefundenen Mechanismus der Adaption in sich ein, entsprechend dem das Anwachsen der Ventrikelarbeit ihr weiteres Wachsen in den nachfolgenden Kontraktionen bestimmt. Offensichtlich ruft die Erhöhung der Muskelspannung des Ventrikels bei Vergrößerung des arteriellen Druckes eine biochemische Umstellung hervor, die günstigere Bedingungen für die nachfolgenden Kontraktionen schafft. Nach Meinung von Sarnoff und Mitarbeitern [180] ist am wahrscheinlichsten mit der homeometrischen Selbstregulation die vom Myokard pro Zeiteinheit entwickelte Spannung verbunden.
Große Bedeutung für die Entwicklung der homeometrischen Selbstregulation hat die Höhe des Katecholaminspiegels im Blut. Je höher die Konzentration des im Blut zirkulierenden Adrenalins ist, umso größer ist der Widerstand, gegen den das Herz dasselbe Schlagvolumen ohne Erhöhung des enddiastolischen Druckes auswerfen kann. Vielleicht ist das Phänomen der homeometrischen Selbstregulation mit dem Anwachsen der lokalen Noradrenalinkonzentration im Myokard oder mit der Verbesserung seiner Utilisation verbunden.
Auf der Grundlage des Dargelegten kann man die Schlußfolgerung ziehen, daß die Leistungsfähigkeit des im normalen Funktionszustand befindlichen isolierten Herzens von zwei verschiedenen, voneinander unabhängigen inneren Mechanismen reguliert wird. Erstens kann sich die Ventrikelarbeit bei Erhöhung des venösen Zuflusses und konstantem arteriellen Druck infolge der Vergrößerung des Schlagvolumens vergrößern. Zweitens wächst sie bei Vergrößerung des arteriellen Druckes und bei konstantem venösen Zufluß auf Kosten der Überwindung eines höheren Auswurfswiderstandes. Das Schlagvolumen und der enddiastolische Druck sind dabei praktisch konstant. Dieser zweite Regulationsmechanismus hat

eine wichtige physiologische Bedeutung, da mit seiner Hilfe der Ventrikel die zu entwickelnde Leistung variieren kann, ohne die als Reserve verbleibende heterometrische Regulierung einzubeziehen. Mit der Erschöpfung der Funktionsfähigkeit des Herzens erschöpfen sich die Möglichkeiten der homeometrischen Selbstregulation und die heterometrische Regulation tritt in Kraft. Das konnten wir auch bei der Untersuchung der Abhängigkeit der Leistung vom Druck in der Aorta beobachten, die für die Herzschwäche charakteristisch ist.

Homeometrische und heterometrische Regulation werden auch unter den Bedingungen des gesamten Organismus durchgeführt. Auf Grund der Angaben von Abel (1965), de Mattos und Mitarbeitern (1963) ist anzunehmen, daß das Schlagvolumen des Herzens sich im Organismus bei Erhöhung des arteriellen Widerstandes nicht wesentlich ändert. In einigen Fällen wird es sogar erhöht, was von einer bedeutenden Vergrößerung der Schlagleistung zeugt. Diese Tatsache erklärt sich durch die Erhöhung der Kontraktilität des Myokards nach dem Prinzip der homeometrischen Selbstregulation. Auf der Grundlage der Angaben der Arbeit von M. A. Kulikov und M. M. Powžitkov [29] lassen sich die Schlußfolgerungen ziehen, daß arterieller Druck und Herzauswurf im intakten Organismus sowie im HLP nicht durch eine Abhängigkeit mit fester Korrelation verbunden sind.

Es ist als bewiesen anzusehen, daß bei der Herzarbeit im Organismus Bedingungen bestehen, bei denen die Leistung der Ventrikel von jenen Mechanismen reguliert wird, die auch am isolierten Herzen wirken [68, 83, 84, 94, 95]. Außerdem gibt es eine Seite der Regulation der Herztätigkeit, die ohne die Anwendung des Gesetzes von Starling nicht erklärt werden kann. Das ist die konstante keine Abweichungen duldende Übereinstimmung der Arbeit des rechten und linken Herzens, die streng das Gleichgewicht zwischen den Schlagvolumina beider Ventrikel aufrecht zu halten gestattet (Hamilton 1955; Sarnoff und Mitchell 1962; W. A. Schidlowski 1966). Das Gleichgewicht zwischen der Pumptätigkeit der Ventrikel muß außerordentlich genau sein. Da sie sich beide ein und demselben humoralen und nervalen Einfluß unterwerfen, reguliert jeder von ihnen hydrodynamisch die Arbeit des anderen. Nur die genaue Übereinstimmung der Kontraktionskraft kann durch Kompensation der wesentlichen Variationen des venösen Rückflusses zum rechten und linken Ventrikel, die im Laufe des Atemzyklus und bei physischer Belastung entstehen, den Füllungsgrad garantieren.

Die Bedeutung der heterometrischen Selbstregulation erschöpft sich im intakten Organismus nicht in der Erhaltung des Gleichgewichtes zwischen dem rechten und linken Ventrikel. Viele im Organismus wirkende regulierende Reaktionen sind nur deshalb möglich, weil sie so oder anders die Füllung der Ventrikel verändern. Zu ihnen gehören die Pumpfunktion der Skelettmuskeln, die reflektorische Venenkonstriktion und die Regulation der Kontraktilität der Vorhöfe durch das Zentralnervensystem, dank der die in die Ventrikel strömende Blutmenge bedeutend verändert werden kann (Sarnoff, Mitchell, 1962).

Es ist natürlich anzunehmen, daß die Mechanismen der Selbstregulation die hauptsächlichen und grundlegenden sind. Alle übrigen Regulationsprozesse werden durch sie verwirklicht, indem sie sie modifizieren. Die Arbeitsprinzipien des inner-

vierten Herzens müssen die Gesetze der Selbstregulation des Herzens also in die optimierenden Wirkungen des Zentralnervensystems einbeziehen.
Die Rolle der Mechanismen der Selbstregulation ist im intakten und im Ruhezustand befindlichen Organismus besonders groß. Unter diesen Bedingungen existiert zwischen dem enddiastolischen Volumen und der Schlagenergie eine Abhängigkeit, die der linearen nahe ist [94]. Die Selbstregulation kann in aktiven Zuständen bis zu einem gewissen Grade unterdrückt sein und durch Regulation auf dem Niveau des neuro-endokrinen Systems verdeckt werden. Die Leistungsfähigkeit des Herzens wächst so bei physischer Belastung auf Kosten der Vergrößerung des Schlagvolumens und der Beschleunigung des Rhythmus [94, 95, 96, 172, 173]. Die Erhöhung der Leistungsfähigkeit des Herzens wird durch physisches Training bei konstantem oder sogar im Vergleich mit dem Ruhezustand verringertem enddiastolischen Druck und Volumen erreicht (Rushmer, Smith 1959). Unter diesen Bedingungen entsteht die Erhöhung der Kontraktionsfähigkeit, des systolischen Tonus des Herzens, dank der inotropen sympathischen Einflüsse. Ihre Wirkung auf die Kurve der Ventrikelfunktion ist der Wirkung des Adrenalins ähnlich.
Unter der Kontrolle des Nervensystems befindet sich auch der diastolische Tonus des Herzens als Faktor, der eine bestimmte, jedoch relativ wenig untersuchte Rolle in der Herzregulation spielt.

## Die mechanische Herzaktivität in der Diastole

Lange Zeit wurde angenommen, daß das venöse Blut nur auf Kosten der ihm im arteriellen Systemteil des Blutkreislaufes mitgeteilten Kräfte, der „vis a tergo", zum Herzen zurückkehrt. Es gab viele Jahrzehnte lang außerdem die andere Meinung, daß das Herz fähig ist, während der Diastole das Blut in seine Hohlräume aktiv einzusaugen. Die Kraft, die auf den venösen Strom von seiten des Herzens wirkt und die zu seiner Füllung beiträgt, wurde „vis a fronte" genannt. Ihre Existenz ist schon seit langem Gegenstand einer ununterbrochenen Diskussion.
Viele experimentell erhaltene Fakten lassen sich nicht erklären, wenn man von der These ausgeht, daß sich das Herz unter dem Druck des einfließenden Blutes passiv füllt. Die Füllung ist in bedeutendem Maße durch den diastolischen Myokardtonus bedingt, dank dessen das Herz einen veränderlichen Widerstand gegen den Strom des venösen Blutes leistet.
Der Begriff „diastolischer Tonus" ist bis jetzt nicht exakt bestimmt. Bekanntlich hat Starling das Vorhandensein des diastolischen Tonus bei Warmblütern nicht anerkannt [53]. Wiggers [202] bestimmt den diastolischen Tonus als Teilkontraktion der Muskelfasern in der Periode der Diastole, die bis zur Veränderung des Ventrikelvolumens bei seiner passiven Füllung durch das Blut aufrechterhalten wird.
Die diastolische Füllung ist nach Meinung von Wezler [200] kein rein passiver

Vorgang, sondern wird durch einen in seiner Kraft abgestuften aktiv-tonischen Teilwiderstand bestimmt, der als eine andauernde Kontraktion der Myokardfasern zum Ausdruck kommt. Dieser „aktive diastolische Anfangstonus" ist der bestimmende Parameter für die nachfolgende Systole. WEZLER bringt überzeugende experimentelle Beweise dafür, daß nicht die passive Faserlänge (nach STARLING) und nicht ihre passive Spannung (nach STRAUB), sondern nur die aktive tonische Kontraktion der Myokardfasern die maximal mögliche Größe des Schlagvolumens bestimmt. GEBHARDT und REINDELL [115] nehmen auf der Grundlage ihrer Experimente an, daß der Myokardtonus auch für das Menschenherz der Faktor ist, der die Ventrikelfüllung bestimmt. Sie schlugen vor, den Tonus als die Geschwindigkeit der diastolischen Erschlaffung zu messen, bestimmt durch den Quotienten aus Schlagvolumen durch Füllungszeit.
Wir beobachteten bei der Registrierung der statischen Charakteristiken des Herzens in unseren Experimenten eine Veränderlichkeit des inneren Herzwiderstandes gegen den einfließenden Blutstrom bei konstanten Drücken am Ein- und Ausgang. Die Veränderungen des diastolischen Tonus begleiten die Veränderungen des Funktionszustandes des Herzens. Deshalb kann man sagen, daß die erhaltenen Charakteristiken bei verschiedenen Werten des diastolischen Tonus registriert wurden. Wenn der Funktionszustand stabilisiert ist, kann der diastolische Tonus bei Registrierung einer statischen Charakteristik praktisch als konstant angesehen werden.
In der Diskussion über die Diastole nimmt die Frage nach dem aktiven Einsaugen des Blutes durch das Herz einen besonderen Platz ein. Die in zusammenfassenden Artikeln von BRECHER (1958, 1963) gesammelten Daten zeugen davon, daß der diastolische Sog eine bedeutende Rolle in der allgemeinen Herzaktivität als Pumpe spielt. Nach Meinung von BRECHER [92] wird der Sog durch einige Mechanismen gesichert, die eine Verringerung des diastolischen Druckes während der Füllung der Vorhöfe und der Ventrikel begünstigen. Einer dieser Mechanismen wurde bereits im Jahre 1843 von PURKINJE beschrieben. Er bemerkte, daß sich während der Systole des Ventrikels die Ventilebene des Herzens in Richtung zur Herzspitze verschiebt und die Wände der Vorhöfe dehnt. Dabei wird der Hohlraum des Vorhofs passiv erweitert. Der Druck in ihm fällt und ruft einen beschleunigten Blutzustrom aus den Venen in den Vorhof hervor. Die in unserer Zeit durchgeführten Versuche bestätigen diese Hypothese [92]. Die Druckverringerung im Vorhof während der Systole des Ventrikels hängt von der Kontraktionskraft ab: Eine stärkere, gewöhnlich mit einem größeren Schlagvolumen verbundene Kontraktion sichert auch einen größeren zusätzlichen Zustrom in den Vorhof. Auf solche Art und Weise ist die Vergrößerung des Ventrikelauswurfs und des Zuflusses in den Vorhof mit ein und demselben Faktor — der Kontraktionskraft des Ventrikels — verbunden. Sie beide begünstigen die vollständige Füllung des Ventrikels im Verlaufe der folgenden Diastole. BRECHER glaubt, daß jede beliebige Kraft sich als Sog bezeichnen läßt, die den Druck in den Hohlräumen in Richtung der Blutströmung verringert, unabhängig davon, ob dabei der Druck in den Hohlräumen niedriger als der atmosphärische ist oder nicht. Brecher be-

zeichnet die Druckverminderung im Vorhof bei seiner Erweiterung in der Periode der Ventrikelsystole als „systolischer Sog des Ventrikels“.

Der nachfolgende Druckabfall im Vorhof tritt nach der Öffnung der Atrioventrikularklappen während der Ventrikeldiastole auf: „diastolischer Sog des Ventrikels“. Auch er begünstigt den beschleunigten Zufluß des venösen Blutes in das Herz. Der diastolische Sog entsteht augenscheinlich auf Kosten der Ansammlung von potentieller Energie während der Systole, die dank einem „elastischen Rückstoß“ der Ventrikelwände während der Diastole [92] realisiert wird. Im intakten Organismus wird der Sog durch die Entstehung eines negativen Druckes in dem Pleuraraum während des Atmungszyklus begünstigt.

Gegenwärtig ist als bewiesen anzusehen, daß die Ventrikel der Kalt- und Warmblüter die Fähigkeit besitzen, Blut anzusaugen, wenn der Füllungsdruck an der Atrioventrikularklappe kleiner oder gleich dem atmosphärischen ist [89, 90, 91, 109, 142]. Die Möglichkeit des Ansaugens auch bei einem positiven Füllungsdruck ist experimentell noch nicht bewiesen [92].

Im Unterschied zu Brecher nehmen Scheu und Hamilton (1959) an, daß der Sog nur in dem Fall entsteht, wenn der transmurale Druck negativ ist. Auf Grund ihrer Versuche an intakten anaesthesierten Hunden bei gleichzeitiger Registrierung des intraventrikulären und intrapleuralen Druckes kamen sie zu der Schlußfolgerung, daß für die normale Diastole ein Sog nicht charakteristisch ist, sondern vielleicht nur bei Stenose der Mitralklappe oder Hämorrhagie hervorgerufen wird [83].

Es ist klar, daß die bedeutendsten negativen Drücke für das Stadium der schnellen Füllung charakteristisch sind. In dieser Phase findet im wesentlichen in 0,06 bis 0,07 sec die Füllung des Ventrikels statt. Das ist nicht erklärbar, wenn die aktive Komponente des Prozesses der Füllung fehlt [88].

Viele Autoren stellten fest, daß die Aktivität der Diastole um so stärker ist, je größer und energischer die ihr vorangehende Systole ist. Deshalb werden die aktivsten Diastolen nach Anwendung von Adrenalin beobachtet [88, 106].

Einige Forscher entdeckten, daß die saugende Kraft bei den Ventrikeln mit anomal niedrigen Restvolumina auftritt und daß Ventrikel mit physiologischen Volumina nicht zum Einsaugen fähig sind [91]. In den Experimenten von Brecher und Kissen (1958) wurde jedoch gezeigt, daß isolierte Hundeventrikel bei Volumina, die den normalen Restvolumina nahe kommen, und bei Arbeit gegen einen genügend hohen arteriellen Widerstand durch Einsaugen von Blut bei einem Druck von Null gefüllt werden [91].

Die Tatsache eines diastolischen Soges wurde auch in unseren Experimenten am HLP festgestellt. In vier Experimenten wurde ein negativer Druck im rechten Vorhof registriert. In einem von ihnen trat eine starke Saugwirkung des rechten Herzens bei heftiger Vergrößerung des venösen Zuflusses auf. Dabei erreichte der negative Druck im rechten Vorhof 300 mm Wassersäule (Abb. 48). In einem anderen Fall wurde eine Abhängigkeit der Saugwirkung des Herzens von der Größe des arteriellen Druckes festgestellt. Die Ergebnisse dieser Versuche sind nicht wiederholbar und wegen der geringen Beobachtungszahl nicht quantitativ erforscht. Trotzdem sind sie qualitativ völlig zuverlässig.

Die oben ausführlich beschriebenen venösen statischen Charakteristiken spiegeln nicht nur die Eigenschaften des Herzens als Druckpumpe, sondern auch die Tatsache des diastolischen Soges wider, da die Größe des Mitteldruckes im rechten Vorhof auch Information über die diastolische Herzaktivität enthält.
Der Beweis des Vorhandenseins eines negativen Druckes in den Hohlräumen des Herzens sowie die Beweise für die Existenz der diastolischen Aktivität überhaupt geben noch keine Antwort auf die Frage nach der Bedeutung dieser Erscheinungen für die Herzarbeit. Die Vermutung von der wesentlichen Rolle dieser Faktoren unter anderem ist durchaus wahrscheinlich. Die diastolische Aktivität kann ungeachtet der kleinen Leistung sowohl energetischen als auch regulierenden Charak-

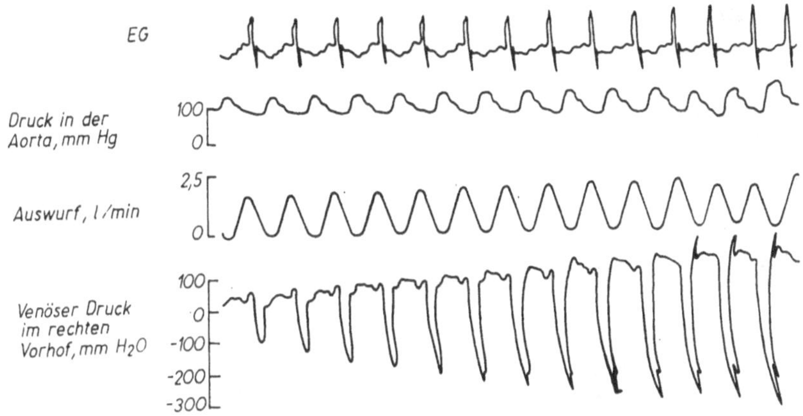


Abb. 48. Auftreten eines Ansaugens bei heftiger Vergrößerung des Blutzuflusses zum Herzen

ter tragen. Wenn der ihm eigene diastolische Tonus des Herzmuskels nicht einer bestimmten Einstellung der Herzarbeit entspricht, so wächst der Energieaufwand zur Sicherung des Blutstromes. Die Störung des diastolischen Tonus muß eine heftige Verringerung der regulierenden Möglichkeiten des Herzens hervorrufen. Diese Verringerung ist damit verbunden, daß eine Reihe von Kreislaufeinstellungen durch die entscheidende Fähigkeit des Venensystems und des Herzens bestimmt wird. Das wird seinerseits durch den niedrigen die Bewegung des venösen Blutes sichernden Druck erklärt. Auf diese Art und Weise kann man annehmen, daß der diastolische Tonus einen wesentlichen Bestandteil der Regulierung des Zustandes des Kreislaufsystems und der Herzarbeit darstellt. Die führende Rolle des diastolischen Tonus ist mit einer regulierbaren Veränderung der Herzelastizität verbunden und bestimmt die größere oder geringere Kraftübertragung aus der Systole in die Diastole.
Die im vorliegenden Kapitel dargestellten qualitativen Auffassungen über die Herzarbeit unter den Bedingungen der Automatie kann man in anschaulicher und einfacher Weise formulieren.

Die Energie der Herzkontraktion ist direkt proportional jeder einzelnen unter den drei Größen venöser Druck ($P_{r.v.}$), arterieller Druck ($P_a$) und Funktionszustand des Herzens, der zum Beispiel im Adrenalinäquivalent ausgedrückt werden kann, allerdings unter der Bedingung, daß zwei von ihnen stabilisiert sind. Diese These wird bei Veränderung der Veränderlichen in genügend breiten aber physiologisch völlig normalen Grenzen erfüllt.

Die von uns erhaltenen Charakteristiken gestatten es, den Funktionscharakter der Abhängigkeiten und die Grenzen ihrer Erfüllbarkeit zu bewerten. Wir überzeugten uns auch davon, daß der untersuchte Prozeß der Selbstregulation des Herzens einen unteilbaren Charakter trägt. Damit wird seine Wichtigkeit vom Gesichtspunkt der Struktur der Regulierung des Systems des Blutkreislaufes im ganzen bestimmt.

# NACHWORT

Hiermit beendeten wir die erste Etappe der physiologischen Herzforschungen unter Ausnutzung moderner technischer Mittel zur Erlangung und Verarbeitung der Information. Formulieren wir das Ergebnis und skizzieren wir die Aufgaben für die Zukunft.

Die Erforschung des HLP wurde mit einer Genauigkeit durchgeführt, die bei der Prüfung von Maschinen angewendet wird. So gelang es zu zeigen, daß das isolierte Herz wie ein Automat arbeitet, der im Verlauf von einigen Stunden streng wiederholbare Kurven der Abhängigkeit des Minutenvolumens vom Mitteldruck im rechten Vorhof zu erhalten gestattet. Soweit uns bekannt ist, wurden solche Daten zum ersten Mal vorgelegt. Der Erfolg der Versuche wurde durch die Sorgfalt bei der Herzabtrennung, die Konstanthaltung der Temperatur- und Atembedingungen, die Stabilisierung vieler biochemischer Kennziffern und die konstante Geschwindigkeit der Zugabe von Adrenalin usw. bestimmt. Besonders wichtig ist die Ermittlung der möglichen Grenzen des Normbereiches für Belastungsänderungen.

Wir untersuchten die Abhängigkeit des Herzauswurfes (Herzminutenvolumen) und der Kontraktionskraft des linken Ventrikels vom Druck im rechten Vorhof und in der Aorta unter stationären Versuchsbedingungen, wobei sich die Eingangswerte stufenweise und relativ selten verändern. Es stellte sich heraus, daß es dabei ausreichend ist, die Belastungen in Intervallen von $2^1/_2$ bis 3 min zu wechseln. Auf solche Art und Weise wurden statische Herzcharakteristiken erhalten. Wir empfehlen diesen Fachausdruck für die Bezeichnung der quantitativen Abhängigkeiten zwischen bestimmten Eingangs- und Ausgangsgrößen des Organs.

Die venösen statischen Charakteristiken geben die Herzreaktion bei Veränderung des Blutzuflusses wieder. Dem Äußeren nach wird das durch die eindeutige Abhängigkeit der Kontraktionskraft und des Minutenvolumens vom Blutdruck im rechten Vorhof ausgedrückt. Diese Kennziffer kann durch eine andere, etwa den Druck im linken Vorhof oder den enddiastolischen Druck in einem der Ventrikel, ersetzt werden. Unter Bedingungen normaler Belastungen sind alle diese Größen in Abhängigkeit vom Zustand der einzelnen Herzventrikel eindeutig miteinander durch die verschiedenen Koeffizienten verbunden. Selbstverständlich kann man als Eingangsgröße auch das enddiastolische Volumen benutzen. Praktisch am günstigsten ist der Mitteldruck im rechten Vorhof, den man jetzt häufig in der Klinik als den zentralen venösen Druck mißt.

Es gelang die experimentell erhaltenen venösen statischen Charakteristiken mit großer Genauigkeit als lineare und exponentielle analytische Ausdrücke zu approximieren. Die für die physiologische Norm kennzeichnenden Grenzen der Druckveränderungen befinden sich bei konstantem Druck in der Aorta zwischen 5 bis 10 mm und 100 bis 120 mm Wassersäule. Es stellte sich heraus, daß das Minutenvolumen innerhalb der Grenzen der in der Aorta herrschenden Mitteldrücke von 60 mm bis 120 mm Hg nicht vom Gegendruck abhängt. Unsere Ansicht über den Veränderungsmechanismus des Minutenvolumens bei Veränderung des Zuflusses unterscheidet sich nicht von den allgemeingültigen: Die Vergrößerung der diastolischen Dehnung ist der die Leistung der folgenden Muskelkontraktion vergrößernde Faktor.
Anders verhält es sich mit den arteriellen Charakteristiken, die das Ergebnis der Herzreaktion auf die Veränderung des Auswurfswiderstandes widerspiegeln. Es stellte sich heraus, daß sich das Minutenvolumen innerhalb der Grenzen mittlerer Drücke in der Aorta zwischen 50 mm und 130 bis 150 mm Hg nicht verändert, sondern die Leistung in linearer Abhängigkeit vom Druck wächst. Der Mitteldruck im rechten und linken Vorhof bleibt dabei konstant. Die Konzeption von Starling über die Vergrößerung der Leistung bei Erhöhung des Auswurfswiderstandes auf Kosten der Vergrößerung des enddiastolischen Volumens wurde zumindest in den Grenzen physiologischer Belastungen nicht bestätigt. Die Versuche von Sarnoff zeigten, daß beim Übergang auf einen höheren Gegendruck für kurze Zeit eine gewisse Überdehnung des Ventrikels entsteht. Er verkürzt sich danach erneut bis zu der Anfangsgröße, die den leichteren Arbeitsbedingungen entspricht. Es entsteht der Eindruck, daß es im Herzen irgendein regulierendes System gibt, das die Entleerung des Ventrikels bei einem beliebigen Gegendruck auf dem Wege der Umstellung biochemischer Prozesse auf ein höheres energetisches Niveau sichert. Dieses System arbeitet unabhängig von dem anderen System der diastolischen Dehnung.
Es ist unklar, wo beide Programme ihren Ursprung haben. Wenn sich das erste Programm augenscheinlich auf dem Niveau der Muskelfasern findet, d. h. es charakteristisch für die arbeitenden Muskelzellen ist, dann nehmen an der Verwirklichung des zweiten Programms möglicherweise spezielle morphologische Gebilde, zum Beispiel im Erregungsleitungssystem oder in den herzeigenen Ganglien teil.
In unseren Versuchen erweist sich die Konstanz der Frequenz der Herzkontraktionen in einem großen Bereich der Veränderungen von Eingangs- und Ausgangsgrößen als charakteristisch. Die Frequenz verändert sich bei Veränderung der Temperatur. Man muß annehmen, daß die Verlaufsgeschwindigkeit chemischer Prozesse auf molekularer Ebene von dem Einfluß der Temperatur abhängig ist. Die Adrenalinkonzentration beeinflußt die Frequenz bedeutend. Das heißt, daß wesentliche Veränderungen der Frequenz der Herzkontraktionen bei Arbeit im gesamten Organismus völlig von den regelnden Einwirkungen des nervalen und endokrinen Systems abhängen und kaum nur durch die Notwendigkeit zur Vergrößerung des Minutenvolumens hervorgerufen werden.

Die für normale Belastungsbedingungen in einer festgelegt kurzen Zeit (z. B. in Minuten) erhaltenen dynamischen Charakteristiken haben sichtlich keinen großen Wert. Wenn die Übergangsbedingungen in insgesamt etwa einer Minute durchlaufen werden, ist es unmöglich, den Zeitmaßstab für das Modell in Minuten anzugeben. Dafür ist ein anderer Maßstab, etwa Bruchteile der Sekunde, notwendig. Dann ist es möglich, die schnell vor sich gehenden Veränderungen der Arbeit widerzuspiegeln. Für die Klinik haben auch dynamische Charakteristiken von einem langsameren Tempo großes Interesse, da sie die Adaptations- und Trainingsprozesse zum Ausdruck bringen. Akute Versuchsbedingungen sind dafür jedoch wenig brauchbar.
Die Erlangung verschiedener Charakteristiken des rechten und linken Herzens verdient Aufmerksamkeit. Wir benutzten solche Beobachtungen, die das Wechselverhältnis der Druckkurven im rechten und linken Vorhof bei normalen Belastungsbedingungen charakterisieren. Dabei ist der Druck im linken Vorhof um 50 bis 60 mm Wassersäule höher als im rechten. Dieser Unterschied verändert sich bei verschiedener Funktionsfähigkeit des Ventrikels von 0 bis 200 mm Wassersäule. Gegenwärtig beginnen wir Arbeiten zum Aufbau einer Methodik für die getrennte Erforschung der Ventrikel. Diese Methode wird möglicherweise gestatten, neue Angaben zu erhalten.
Wie bereits hervorgehoben wurde, ist die eindeutige und wiederholbare Abhängigkeit der Kontraktionskraft und des Minutenvolumens vom Druck in den Vorhöfen und in der Aorta nur bei Veränderung der Eingangsgrößen in bestimmten Grenzen feststellbar. Wenn ihre Größe diese Grenzen überschreitet, fallen die Kurven bei der nachfolgenden Rückkehr zu den Ausgangsgrößen nicht mit den anfänglichen Werten zusammen. In einigen Fällen wird für die Wiederherstellung der normalen Charakteristik erforderlich, daß das Herz einige Zeit unter mittleren Versuchsbedingungen arbeitet. Wenn eine große Überbelastung des Herzens zugelassen wird, gelingt es überhaupt nicht, die Norm wiederherzustellen. Durch diese Versuche wird der unserer Ansicht nach wichtige Befund festgestellt: Die quantitativ bestimmte Grenze zwischen der normalen Herzarbeit und der Arbeit unter pathologischen Bedingungen. Die Norm wird durch die eindeutige Abhängigkeit der Eingangs- und Ausgangsgrößen sowie durch die Wiederholbarkeit der Kurven charakterisiert. Die pathologischen Versuchsbedingungen sind durch das Fehlen stabiler eindeutiger Abhängigkeiten gekennzeichnet.
Außerdem können die Grenzen der normalen Bedingungen für verschiedene Herzen unterschiedlich sein. Sie spiegeln den jeweiligen Funktionszustand des Herzens wider. Das Gefälle der Kurven der Charakteristiken und die Koeffizienten, die in den Grenzen der normalen Bedingungen durch die Formeln ausgedrückt werden, sind weitere Parameter des Funktionszustandes. Je besser der Funktionszustand ist, eine um so größere Kontraktionskraft entwickelt das Herz bei gleichen Eingangswerten, um so breiter sind die Grenzen der normalen Bedingungen. Mit der Arbeit des HLP verschlechtert sich der Funktionszustand des Herzens. Das wird in den Charakteristiken reflektiert. Das Adrenalin erhöht das Niveau des Funktionszustandes fast proportional zur angewandten Dosis, jedoch nur bis zu einer bestimmten Grenze.

Die quantitative Bestimmung des Funktionszustandes des Herzens ist für die Klinik außerordentlich wichtig. Deshalb haben wir uns als nächste Aufgabe vorgenommen, die vorliegende Methodik für das HLP auszunutzen und die Einflüsse der verschiedenen Faktoren auf den Funktionszustand und die Charakteristiken des Herzens unter den Bedingungen statischer Verhältnisse allseitig zu studieren. Es ist notwendig, die Bedeutung biochemischer Faktoren, der Sauerstoffsättigung des Blutes, der Wirkung einiger Herzmedikamente usw. zu bestimmen. Die Erlangung pathologischer Charakteristiken am isolierten Herzen ist die folgende wichtige Aufgabe. Obwohl die Arbeit in dieser Richtung erst begonnen wurde, kann heute bereits gesagt werden:

1. Alle pathologischen Charakteristiken sind nicht stationär. Das schafft große Schwierigkeiten für ihre quantitative Formulierung. Offensichtlich muß man vereinfachte Formeln und Tabellen anwenden, da genaue und wiederholbare Kurven in Versuchen mit verschiedenen Tieren schwer zu erhalten sind. Die pathologischen Charakteristiken können nicht ausreichend genau sein. Deshalb hat es wahrscheinlich keinen Sinn, sie durch komplizierte Formeln auszudrücken.

2. Pathologische Charakteristiken sind im Experiment schwer zu erhalten, da nach jedem Zyklus eine langdauernde Nachwirkung („Herzgedächtnis") bleibt, die den folgenden Versuchsverlauf wesentlich beeinflußt. Besonders schwere Überbelastungen oder Erforschungen der Wirkung schädlicher Stoffe müssen an mehreren Tieren durchgeführt werden, da es nicht gelingt, mehr als eine Charakteristik von jedem einzelnen zu erhalten. Mit Rücksicht darauf wird es notwendig, die Methodik rationell zu verändern, um die Möglichkeit zu erhalten, längere Versuche durchzuführen. So soll vorausgesetzt werden, daß der künstliche Kreislauf durch Querverbindungen mit einem Blutspender gekoppelt ist und so eine bessere Stabilisierung und Ergänzung zusätzlicher Faktoren, wie Fermente, Hormone u. a. gesichert werden.

3. Besonders wichtig ist die Registrierung der Charakteristiken von Adaptationsprozessen und ihrer Regulierung mit Hilfe von Medikamenten.

Die Tätigkeit des Herzens im Organismus unterscheidet sich von seiner Tätigkeit unter den Bedingungen der Isolierung im HLP bedeutend. Deshalb sind die von uns erhobenen Charakteristiken nicht direkt zur Erklärung physiologischer Reaktionen und noch weniger pathologischer Prozesse zu benutzen. Insbesondere weist eine Reihe klinischer Beobachtungen auf andere Mechanismen der Herzregulierung im Organismus klar hin. So bemerkten wir bei fortlaufender Messung des zentralen venösen Druckes, daß er außer bei Fällen von Herzschwäche unabhängig vom Minutenvolumen reguliert wird. Wenn das Minutenvolumen um das 2- bis 3fache wächst, ist bei gesunden Menschen der zentrale venöse Druck sofort nach Belastung niedriger als in Ruhe. Bei kranken Herzen wird er unter solchen Bedingungen bedeutend erhöht. So wird die „venöse Stütze" vom gesunden Organismus nicht für die Regulierung des Minutenvolumens ausgenutzt. Dafür wird ständig eine Beschleunigung der Herzkontraktionen beobachtet, obwohl die Frequenz überhaupt nicht proportional zur Leistungsfähigkeit des Herzens wächst. Davon überzeugten wir uns häufig an Fällen, in denen in der Klinik das Herzminutenvolumen durch die Fick-Methode mit einer Entnahme von venösem Blut aus dem rechten Vorhof bestimmt wurde. Der Herzauswurf wird gut reguliert und auch bei einem Block, wenn die Frequenz stabil bleibt und sich die „venöse Stütze" nicht erhöht.

Unsere Experimente zeigen, daß das Herz das Minutenvolumen auf Kosten seiner eigenen Mechanismen erheblich vergrößern kann. Bei venösen Belastungen aber wird das nur mittels Erhöhung des Mitteldruckes im rechten Vorhof erreicht. Jedoch verändert sich der Funktionszustand bei vergrößerter Geschwindigkeit der Adrenalingabe so stark, daß sich das Minutenvolumen bei gleichzeitigem Druckabfall im Vorhof und unbedeutender Erhöhung der Zahl der Kontraktionen vergrößern kann.

In Spezialversuchen erhielten wir zuverlässige Angaben, die die Beobachtungen von Brecher u.a. über die Möglichkeit des Blutansaugens durch den Ventrikel in der Diastole (aktiver diastolischer Tonus) bekräftigen. Dank dieses Soges wird die Aktivität der nachfolgenden Systole bedeutend erhöht. Dieser Mechanismus ist eine Eigenschaft des Herzens. Er befindet sich im Organismus augenscheinlich unter der Einwirkung regulierender Systeme.

Somit kann man folgende Regulierungsmechanismen der Herzarbeit im Organismus darstellen:

1. Drei Programme liegen dem Herzen zugrunde, das als autonomes Organ fähig ist, selbständig auf vorgegebene Einwirkungen aus dem Organismus zu reagieren.

a) Die Regulierung des Minutenvolumens und der Kontraktionskraft in Abhängigkeit vom venösen Zufluß. Dieser Mechanismus wirkt auf der Zellebene: Dehnung der Muskelfasern während der Diastole.

b) Die Regulierung der Kontraktionskraft in Abhängigkeit vom Gegendruck in der Aorta. Auf diesem Mechanismus beruht möglicherweise ein speziell regulierender Apparat des Herzens.

c) Die „Forcierung" von b) und c) geschieht auf Kosten der Einschaltung des speziellen Mechanismus zur aktiven diastolischen Einsaugung, der scheinbar auch durch einen speziellen Apparat reguliert wird.

2. Ein beliebiges dieser Programme kann vom endokrinen System durch die Absonderung von Katecholaminen verstärkt werden. Die Charakteristiken der Verstärkung eines jeden benötigen noch einer Präzisierung.

3. Von seiten des vegetativen Nervensystems gibt es direkte Einwirkungen auf die aufgezählten autonomen Herzfunktionen. Die quantitative und qualitative Seite dieser Regulierung erfordert eine Präzisierung durch genaue Versuche.

4. Die Frequenz der Herzkontraktionen wird „von oben" mit speziellen nervalen Einwirkungen reguliert. Die Bedeutung der Frequenzänderung für die Regulierung des Minutenvolumens bedarf der Präzisierung mit Hilfe quantitativer Analysen.

Ungeachtet der außerordentlichen Vielfalt der Funktionen und Mechanismen der Regulierung des Herzens wurde die Frage nach der eindeutigen quantitativen Beschreibung seiner Arbeit für den gegebenen Funktionszustand des isolierten Herzens unter streng festgesetzten Bedingungen von uns gestellt und gelöst.

Die erhaltenen experimentellen Angaben gestatteten auch, eine Reihe von Widersprüchen aufzudecken und qualitative Vorstellungen über die Selbstregulation des Herzens unter allgemeineren Arbeitsbedingungen zu entwickeln, wie jene, unter denen die statischen Charakteristiken registriert werden.

Abschließend soll noch auf die Notwendigkeit neuer Forschungen unter Ausnutzung aller Möglichkeiten der modernen Meß- und Rechentechnik hingewiesen werden. Nur quantitative Modelle können die Zweifel beseitigen und den Ärzten die Möglichkeit geben, die Herztätigkeit zielgerichtet zu regeln.

Gerade darauf sind unsere weiteren Anstrengungen gerichtet.

Zum Schluß sprechen die Autoren ihren Dank O. I. Lissowa, B. A. Beregowski, W. I. Mistenko und allen Mitarbeitern des Laboratoriums für Regulierung in vivo am Institut für Kybernetik der Akademie der Wissenschaften der Ukrainischen SSR für die schöpferische Hilfe und freundschaftliche Unterstützung bei der Arbeit aus.

## Die venösen statischen Charakteristiken

| Versuchsnummern | Grenzen des vorgegebenen venösen Druckes, mm Wassersäule | Bereich der Druckveränderungen im re. Vorhof, mm Wassersäule | Vorgegebener arterieller Druck, mm Hg | Mitteldruck in der Aorta, mm Hg | Druck im linken Vorhof, mm Wassersäule | Kontraktionsfrequenz Schlägel/min | Temperatur °C | Aufnahmedauer der Charakteristiken, min | Gesamte Punktzahl | Erläuterung |
|---|---|---|---|---|---|---|---|---|---|---|
| 45 | 130—500 | 50—340 | 105 | 120—130 | — | 140—170 | 36,0—38,5 | 28 | 14 | Die Stabilisierung der biochemischen Parameter und des Funktionszustandes des Herzens war nicht ausreichend. |
| 45 | 100—300 | 10—120 | 80 | 100—110 | — | 140—160 | 36,0—38,6 | 34 | 12 | |
| 45 | 120—650 | 40—520 | 70 | 80— 90 | — | 140—170 | 36,2—37,0 | 56 | 23 | |
| 46 | 100—225 | 10—110 | 70 | 70— 85 | — | 145—170 | 32,2—38,2 | 21 | 7 | |
| 46 | 25—225 | 10—160 | 60 | 50— 80 | — | 155—175 | 33,6—38,4 | 29 | 15 | |
| 47 | 50—700 | 5—360 | 70 | 80— 90 | — | 175—185 | 34,4—38,6 | 47 | 74 | |
| 49 | 25—250 | 25—140 | 95 | 110—125 | — | 145—165 | 35,3—37,6 | 41 | 25 | |
| 49 | 75—250 | 60—240 | 95 | 115—120 | — | 165—170 | 37,0—37,6 | 29 | 20 | |
| 50 | 50—375 | 10—160 | 80 | 95—120 | — | 150—165 | 37,2—39,0 | 60 | 50 | |
| 50 | 130—400 | 50—150 | 95 | 115—140 | — | 160—170 | 37,2—37,9 | 83 | 48 | |
| 50 | 130—375 | 50—100 | 55 | 75— 90 | — | 160—170 | 37,2—38,9 | 42 | 30 | |
| 51 | 120—400 | 50—150 | 80 | 90—110 | — | 120—125 | 37,5—38,1 | 45 | 32 | |
| 51 | 120—400 | 40—170 | 80 | 95—100 | — | 120—130 | 38,1—39,0 | 47 | 34 | |
| 52 | 50—225 | 50—130 | 80 | 95—110 | — | 160—170 | 37,2—39,6 | 24 | 20 | |
| 52 | 120—525 | 100—400 | 70 | 90—100 | — | 175—180 | 38,1—39,5 | 55 | 44 | |
| 53 | 25—225 | 10—110 | 80 | 90—110 | 70—140 | 125—135 | 36,2—39,3 | 48 | 48 | |
| 53 | 120—400 | 65—380 | 80 | 95—110 | 120—440 | 160—165 | 38,0—39,1 | 32 | 27 | |
| 55 | 120—300 | 30— 75 | 80 | 95—110 | 100—160 | 155—160 | 37,0—38,2 | 28 | 16 | |
| 54 | 85—265 | 30—160 | 80 | 90—105 | 35—170 | 185—195 | 38,8—39,0 | 23 | 20 | |
| 54 | 90—315 | 15—140 | 80 | 90—105 | 40— 65 | 190—195 | 39,0 | 26 | 19 | Eröffnung des Perikards |
| 56 | 50—300 | 10— 40 | 80 | 90—115 | 25— 65 | 170—195 | 38,7—34,4 | 53 | 46 | |
| 56 | 30—300 | 25— 75 | 80 | 90—120 | 25— 85 | 180—190 | 36,5—38,0 | 82 | 58 | |
| 58 | 50—250 | 20— 55 | 100 | 100—135 | 15— 70 | 150—170 | 37,0—38,0 | 21 | 30 | |

| Versuchsnummern | Grenzen des vorgegebenen venösen Druckes, mm Wassersäule | Bereich der Druckveränderungen im re. Vorhof, mm Wassersäule | Vorgegebener arterieller Druck, mm Hg | Mitteldruck in der Aorta, mm Hg | Druck im linken Vorhof, mm Wassersäule | Kontraktionsfrequenz Schläge/min | Temperatur °C | Aufnahmedauer der Charakteristiken, min | Gesamte Punktzahl | Erläuterung |
|---|---|---|---|---|---|---|---|---|---|---|
| 58 | 50—250 | 40— 75 | 80 | 84—100 | 50— 75 | 155—165 | 36,8—38,0 | 17 | 26 | |
| 58 | 50—250 | 40— 85 | 60 | 65— 80 | 35— 85 | 155—165 | 37,0—38,0 | 20 | 27 | |
| 58 | 50—250 | 35—100 | 40 | 40— 65 | 55—105 | 155—165 | 37,1—37,8 | 16 | 26 | |
| 58 | 50—250 | 40—105 | 100 | 100—130 | 75—125 | 165—170 | 38,1—38,6 | 25 | 30 | |
| 58 | 50—250 | 40—155 | 120 | 100—145 | 75—175 | 170—175 | 37,1—38,0 | 22 | 31 | |
| 58 | 175—750 | 100—380 | 100 | 100—130 | 125—265 | — | 38,0—38,5 | 10 | 12 | Lungenödem |
| 62 | 70—270 | 60—120 | 90 | 105—120 | 60—130 | 150—155 | 36,6—38,3 | 39 | 39 | Eröffnung des Perikards |
| 62 | 150—270 | 100—170 | 130 | 140—150 | 130—200 | 155—175 | 37,9—39,2 | 28 | 24 | |
| 62 | 90—265 | 75—130 | 50 | 55— 75 | 50—115 | 157—170 | 37,2—38,7 | 44 | 25 | |
| 62 | 90—265 | 80—140 | 90 | 100—120 | 85—120 | 180—190 | 37,8—39,0 | 47 | 25 | |
| 62 | 140—420 | 115—340 | 90 | 100—100 | — | 190—200 | 36,7—38,8 | 47 | 54 | |
| 63 | 90—315 | 55— 90 | 80 | 85—105 | 65—100 | 145—160 | 34,0—35,0 | 33 | 28 | |
| 63 | 60—315 | 50— 95 | 100 | 105—120 | 70—125 | 160—165 | 37,8—38,7 | 28 | 28 | |
| 63 | 55—300 | 45—105 | 120 | 120—140 | 110—140 | 150—160 | 35,0—37,0 | 34 | 29 | |
| 63 | 50—300 | 45—110 | 80 | 85—105 | 100—140 | 155—160 | 35,0—37,8 | 21 | 20 | |
| 63 | 50—300 | 40—160 | 60 | 65— 80 | 100—200 | 145—160 | 34,3—37,7 | 34 | 18 | |
| 64 | 75—250 | 40— 95 | 80 | 85—105 | 20— 80 | 145—155 | 37,2—38,3 | 48 | 18 | |
| 64 | 75—250 | 40— 80 | 60 | 65— 90 | 15— 70 | 150—155 | 36,5—37,1 | 20 | 15 | |
| 64 | 75—250 | 40— 75 | 40 | 65— 90 | 25— 75 | 150—165 | 36,7—37,5 | 18 | 10 | |
| 64 | 75—250 | 50— 95 | 80 | 85—105 | — | 155—165 | 37,0—37,5 | 11 | 9 | |
| 64 | 75—250 | 60—110 | 100 | 100—120 | 35— 90 | 155—160 | 36,8—37,5 | 27 | 21 | |
| 64 | 125—250 | 90—145 | 120 | 125—140 | 70—120 | 150—160 | 36,4—37,6 | 43 | 21 | |
| 67 | 75—250 | 50— 75 | 80 | 95—105 | 35— 90 | 135 | 37,0—38,2 | 17 | 10 | |

| | | | | | | | | | | |
|---|---|---|---|---|---|---|---|---|---|---|
| 67 | 75—250 | 25— 70 | 60 | 65— 90 | 40— 90 | 130 | 36,5—37,0 | 11 | 8 | |
| 67 | 75—250 | 65—125 | 80 | 85—105 | 60—135 | 140—150 | 36,5—38,8 | 60 | 18 | |
| 70 | 75—250 | 35— 60 | 80 | 95—120 | 80—140 | | 37,0—37,3 | 10 | 5 | Die Stabilisierung des Funktionszustandes des Herzens wurde erst nach einer Temperaturerniedrigung von 37° auf 33 °C erreicht. |
| 70 | 125—400 | 35— 85 | 80 | 100—130 | 100—135 | 125—130 | 32,4—33,1 | 36 | 18 | |
| 70 | 75—250 | 20— 50 | 80 | 95—115 | 75—135 | 135—145 | 37,6—38,3 | 18 | 8 | |
| 70 | 75—250 | 25— 40 | 40 | 50— 75 | 80—140 | 130—135 | 38,2—36,9 | 8 | 6 | |
| 70 | 75—250 | 25— 55 | 60 | 75— 90 | 80—155 | 125 | 32,6—32,8 | 9 | 6 | |
| 70 | 75—250 | 35— 60 | 100 | 120—130 | 105—165 | 125—135 | 33,0—33,2 | 10 | 6 | |
| 70 | 75—250 | 40— 65 | 80 | 95—115 | 90—160 | 125—130 | 32,8—33,0 | 9 | 7 | |
| 70 | 75—250 | 40— 75 | 110 | 110—185 | 115—175 | 125—130 | 32,9—33,0 | 8 | 8 | |
| 72 | 75—250 | 10— 35 | 80 | 95—125 | 70—115 | 130—135 | 32,8—33,3 | 22 | 16 | |
| 72 | 75—250 | 5— 30 | 40 | 50—105 | 55—100 | 130—140 | 32,8—33,3 | 11 | 8 | |
| 72 | 75—250 | 5— 30 | 60 | 80—105 | 40— 90 | 135—140 | 32,8—33,3 | 13 | 7 | |
| 72 | 75—250 | 10— 30 | 80 | 80—125 | 30— 95 | 135—140 | 32,8—33,3 | 7 | 8 | |
| 72 | 75—250 | 0— 30 | 100 | 120—140 | 25—105 | 135—140 | 32,8—33,3 | 10 | 8 | |
| 72 | 100—225 | 15— 35 | 110 | 115—150 | 45— 90 | 140 | 32,8—33,3 | 10 | 10 | |
| 72 | 75—250 | 15— 35 | 80 | 100—125 | 45—105 | 130—140 | 32,8—33,3 | 14 | 13 | |
| 72 | 75—250 | 15— 55 | 80 | 105—124 | 45—110 | 140—145 | 32,8—33,3 | 7 | 7 | |
| 72 | 75—250 | 50—140 | 80 | 90—105 | — | 185—190 | 37,9—38,2 | 18 | 11 | |
| 73 | 50—325 | 20— 70 | 80 | 90—120 | 60—125 | 115—120 | 33,0—33,5 | 47 | 38 | |
| 73 | 50—200 | 30— 75 | 30 | 30— 95 | 55—120 | 110—120 | 32,9—33,1 | 8 | 10 | |
| 73 | 50—325 | 30— 75 | 55 | 60— 95 | 80—165 | 110—115 | 32,3—33,0 | 16 | 16 | |
| 73 | 75—300 | 35— 70 | 110 | 120—140 | 95—155 | 120—125 | 32,8—33,3 | 22 | 20 | |
| 73 | 125—250 | 20— 70 | 80 | 105—125 | — | 140 | 33,1—33,7 | 13 | 7 | Eröffnung des Perikards |
| 74 | 75—400 | 10— 60 | 80 | 85—130 | 40—125 | 110—120 | 32,8—33,6 | 24 | 17 | |
| 74 | 100—400 | 25— 80 | 100 | 115—155 | 55—150 | 125—140 | 32,9—33,5 | 31 | 18 | |
| 74 | 125—400 | 20—100 | 80 | 90—130 | 40—120 | 120—140 | 32,0—34,2 | 21 | 13 | |
| 75 | 50—400 | 20— 65 | 80 | 110—155 | 95—160 | 115—135 | 34,5—32,5 | 40 | 23 | |
| 76 | 75—400 | 10— 65 | 80 | 110—155 | 70—165 | 130—135 | 33,5—33,9 | 32 | 20 | |
| 77 | 100—400 | 15— 65 | 80 | 105—120 | 75—150 | 120—125 | 33,7—34,3 | 34 | 16 | |
| 77 | 200—400 | 40— 80 | 80 | 100—120 | 95—160 | 110 | 33,5—34,1 | 20 | 10 | |
| 79 | 100—550 | 15—250 | 80 | 100—125 | 115—455 | 110—115 | 33,8—33,9 | 80 | 49 | |
| 82 | 50—375 | 25— 65 | 80 | 85—110 | 35— 80 | 110—120 | 33,5—34,0 | 68 | 43 | |

| Versuchsnummern | Grenzen des vorgegebenen venösen Druckes, mm Wassersäule | Bereich der Druckveränderungen im re. Vorhof, mm Wassersäule | Vorgegebener arteriellen Druck, mm Hg | Mitteldruck in der Aorta, mm Hg | Druck im linken Vorhof, mmWassersäule | Kontraktionsfrequenz Schläge/min | Temperatur °C | Aufnahmedauer der Charakteristiken, min | Gesamte Punktzahl | Erläuterung |
|---|---|---|---|---|---|---|---|---|---|---|
| 82 | 75—350 | 45—140 | 30 | 35— 40 | 80—190 | 105—110 | 33,3—33,8 | 17 | 11 | |
| 82 | 75—350 | 40—115 | 80 | 85— 90 | 53—100 | 110—120 | 33,7—33,9 | 49 | 12 | |
| 83 | 50—400 | 20—100 | 80 | 85—130 | 100—245 | 110—120 | 33,2—33,5 | 33 | 24 | |
| 83 | 50—375 | 20—120 | 80* | 100—105 | 200—275 | 105—110 | 32,9—33,3 | 24 | 20 | |
| 83 | 50—375 | 25—120 | 80 | 95—120 | 110—275 | 95—110 | 32,9—33,2 | 32 | 22 | |
| 83 | 50—400 | 30—135 | 80 | 95—115 | 110—345 | 115—130 | 32,8—33,2 | 26 | 19 | |
| 83 | 50—400 | 30—150 | 80* | 100 | 110—390 | 115—130 | 33,2—33,9 | 30 | 20 | |
| 83 | 50—375 | 35—140 | 100 | 105—135 | 125—140 | 115—140 | 33,7—33,9 | 24 | 20 | |
| 85 | 50—400 | 15— 90 | 80 | 110—130 | 70—195 | 105—110 | 32,8—33,3 | 30 | 18 | |
| 85 | 50—400 | 15—100 | 80 | 105—135 | 85—215 | 105—120 | 32,8—33,9 | 23 | 18 | |
| 85 | 50—350 | 20—110 | 80 | 95—125 | 95—230 | 105 | 33,3—33,6 | 22 | 13 | |
| 85 | 50—300 | 30—100 | 80 | 100—120 | 95—220 | 105 | 33,4—33,6 | 24 | 16 | |
| 85 | 50—325 | 30—120 | 80 | 100—115 | 140—230 | 105—110 | 33,4—33,5 | 15 | 18 | |
| 85 | 50—325 | 30—105 | 80 | 95—120 | 100—135 | 110—120 | 33,5—33,6 | 28 | 16 | Die Adrenalindosis 4,5 γ/min |
| 85 | 50—350 | 35—110 | 80 | 90—115 | 115—215 | 115—125 | 33,1—33,5 | 14 | 16 | Die Adrenalindosis 6 γ/min |
| 86 | 50—375 | 30—100 | 80* | 85—100 | 80—165 | 100—110 | 32,7—33,0 | 40 | 24 | |
| 87 | 50—500 | 15— 85 | 80* | 100—110 | 50—175 | 120—135 | 33,1—33,4 | 34 | 16 | |
| 87 | 50—400 | 10— 90 | 80 | 100—120 | 70—160 | 110—140 | 30,4—33,5 | 20 | 12 | |
| 88 | 50—400 | 45—120 | 80 | 90—125 | 30—125 | 95—105 | 32,9—33,3 | 23 | 16 | |
| 89 | 50—450 | 10— 65 | 80 | 95—100 | 70—135 | 105—115 | 33,1—33,3 | 33 | 20 | |
| 89 | 100—400 | 20— 60 | 80 | 85—100 | 75—125 | 110—120 | 33,0—33,4 | 24 | 13 | |
| 90 | 50—525 | 15— 95 | 80 | 100—115 | 50—165 | 110—125 | 32,8—33,7 | 83 | 56 | |
| 90 | 50—425 | 15—110 | 80 | 100—135 | 50—150 | 100—120 | 32,9—33,2 | 80 | 42 | |

| | | | | | | | | | | |
|---|---|---|---|---|---|---|---|---|---|---|
| 90 | 50—270 | 20—110 | 80 | 90—110 | 55—105 | 110—120 | 32,9—33,2 | 34 | 36 | |
| 90 | 100—260 | 70—140 | 110 | 110—115 | 120—300 | 105—120 | 33,4—33,5 | 13 | 12 | |
| 92 | 50—200 | 50—120 | 80 | 80— 95 | 80—240 | 80— 90 | 33,0—33,4 | 33 | 25 | |
| 94 | 50—300 | 20—115 | 80 | 85—135 | 70—125 | 100—110 | 32,0—33,5 | 27 | 13 | |
| 95 | 50—300 | 20— 50 | 80 | 90—105 | 45—100 | 90—105 | 32,9—33,4 | 26 | 13 | |
| 96 | 100—300 | 30— 70 | 80 | 90—115 | 70—125 | 105 | 32,4—33,2 | 16 | 10 | |
| 96 | 100—350 | 45—120 | 80 | 85—100 | 85—175 | 115—120 | 32,9—33,3 | 32 | 16 | |
| 108 | 20—575 | 15—330 | 80 | 100—110 | 70—315 | 95—110 | 32,6—33,7 | 1 /. 25 | 65 | |
| 108 | 75—550 | 40—340 | 80 | 85—100 | 40—330 | 115—120 | 33,6—33,8 | 36 | 17 | |
| 108 | 100—500 | 50—420 | 80 | 80— 90 | 85—500 | 115—120 | 33,5—33,7 | 22 | 15 | |
| 109 | 100—300 | 50—120 | 90* | 90— 90 | 70—135 | 90—100 | 33,0—33,4 | 28 | 11 | |
| 109 | 100—250 | 45—130 | 120* | 120—120 | 65—185 | 90—105 | 33,1—33,3 | 15 | 10 | |
| 109 | 100—300 | 50—115 | 90* | 85— 90 | 75—135 | 90—100 | 33,3—33,4 | 38 | 18 | |
| 109 | 100—300 | 40—100 | 60* | 60— 65 | 60—115 | 95—105 | 33,3—33,5 | 35 | 14 | |
| 110 | 100—300 | 20— 35 | 90* | 90 | 45— 80 | 110—125 | 33,7—34,3 | 27 | 16 | |
| 110 | 100—300 | 15— 45 | 90* | 90 | 45— 70 | 115—125 | 33,5—33,8 | 27 | 12 | |
| 110 | 100—300 | 15— 45 | 120* | 115—130 | 45— 70 | 115—125 | 33,8—34,1 | 20 | 14 | Der arterielle Druck wurde mit einer Klemme reguliert. |
| 110 | 100—300 | 15— 45 | 60* | 60 | 50— 85 | 115—125 | 33,9—34,1 | 14 | 12 | |
| 110 | 50—900 | 5—170 | 90* | 90 | 45—215 | 130—145 | 34,1—34,3 | 1 /. 20 | 52 | |
| 110 | 200—870 | 15—100 | 90* | 90 | 70—180 | 140—145 | 34,0—34,3 | 29 | 34 | |
| 111 | 75—200 | 35—110 | 90* | 90 | 60—155 | 95—105 | 33,1—33,7 | 14 | 22 | |
| 113 | 50—800 | 0—195 | 80 | 105—155 | 20—260 | 140—150 | 32,7—33,0 | 1 /. 01 | 25 | Die Adrenalindosis 18 $\gamma$/min |
| 116 | 25—400 | 20—290 | 80 | 95—110 | 25—315 | 110—120 | 33,3—33,8 | 41 | 16 | Die Adrenalindosis 7 $\gamma$/min |
| 117 | 25—225 | 20— 95 | 80 | 85— 90 | 35—130 | 95—105 | 32,8—33,5 | 44 | 32 | Im Versuch wurde ein Hund mit einem Gewicht von 8 kg (Herzgewicht 80 g) genommen |
| 117 | 100—275 | 60—140 | 80 | — | 80—210 | 105 | 33,3—33,4 | 22 | 11 | |
| 119 | 50—350 | 30— 60 | 80 | — | 45—105 | 125—130 | 37,4—37,7 | 33 | 20 | |
| 121 | 50—225 | 20— 80 | 100* | 100—105 | 80—135 | 90—100 | 33,1—33,3 | 1 /. 13 | 21 | |
| 121 | 50—350 | 15— 80 | 100* | 100—105 | 55—140 | 130—140 | 33,2—33,4 | 1 /. 08 | 21 | Die Adrenalindosis 9 $\gamma$/min; Der arterielle Druck wurde mit einer Klemme reguliert. |

| Versuchsnummern | Grenzen des vorgegebenen arteriellen Mitteldruckes, mm Hg | Bereich der Veränderungen des arteriellen Mitteldruckes, mm Hg | Vorgegebener venöser Druck, mm Hg | Mitteldruck im rechten Vorhof, mm Wassersäule | Mitteldruck im linken Vorhof, mm Wassersäule | Kontraktionsfrequenz Schläge/min | Temperatur °C | Aufnahmedauer der Charakteristiken, min | Gesamte Punktzahl | Erläuterung |
|---|---|---|---|---|---|---|---|---|---|---|
| 45 | 20—130 | 55—150 | 150 | 40—120 | — | 140—155 | 37,2—38,5 | 25 | 18 | Die Stabilisierung der biochemischen Parameter war nicht ausreichend. |
| 46 | 50—110 | 60—120 | 225 | 55—110 | — | 165—170 | 37,0—39,2 | 47 | 16 | |
| 46 | 70—140 | 80—140 | 225 | 140—220 | — | 155 | 37,5—39,0 | 30 | 10 | |
| 47 | 30—125 | 40—150 | 100 | 45— 85 | — | 140—150 | 38,0—38,5 | 77 | 66 | |
| 48 | 30—110 | 55—125 | 150 | 45—130 | — | 90— 95 | 29,5—30,5 | 34 | 52 | |
| 48 | 40—110 | 75—135 | 150 | 0— 25 | — | 90— 95 | 28,9—29,8 | 30 | 39 | |
| 49 | 35—140 | 55—180 | 130 | 30— 55 | — | 160—165 | 37,9—38,8 | 49 | 54 | |
| 49 | 35—140 | 55—180 | 130 | 40— 55 | — | 160—165 | 37,8—38,0 | 51 | 35 | |
| 50 | 80—140 | 100—160 | 130 | 45 | — | 140—145 | 37,2—38,2 | 30 | 24 | |
| 50 | 30—140 | 50—160 | 130 | 55—100 | — | 135—145 | 37,2—37,8 | 41 | 37 | |
| 50 | 30—140 | 50—160 | 130 | 50—100 | — | 145—160 | 38,8—39,0 | 68 | 45 | |
| 51 | 30—130 | 40—150 | 120 | 90—180 | — | 115—120 | 38,2—38,8 | 37 | 32 | |
| 51 | 40—140 | 60—175 | 275 | — | — | 125—130 | 38,1—38,8 | 30 | 20 | |
| 51 | 70—140 | 100—175 | 275 | 115—240 | — | 75— 80 | 28,2—29,0 | 30 | 19 | |
| 52 | 30—130 | 45—150 | 120 | 50—110 | — | 140—150 | 35,4—38,6 | 47 | 12 | |
| 52 | 30—110 | 45—115 | 120 | 40— 90 | — | 160—170 | 36,3—38,6 | 27 | 24 | |
| 53 | 30—140 | 50—150 | 120 | 50— 60 | — | 150—155 | 37,5—38,5 | 60 | 38 | |
| 53 | 30—140 | 50—150 | 175 | 55—120 | 25— 55 | 160 | 38,4—39,0 | 43 | 38 | |
| 54 | 30—150 | 45—155 | 120 | 35— 45 | — | 150—160 | 38,0—36,6 | 42 | 38 | |
| 58 | 40—120 | 60—145 | 175 | 50— 95 | 30— 65 | 175 | 37,2—38,1 | 18 | 20 | |
| 58 | 40—120 | 50—120 | 175 | 100—175 | 140—210 | 170 | 38,0—38,1 | 14 | 16 | |
| 58 | 40—120 | 60—140 | 175 | 165—230 | 160—300 | 175 | 38,0—38,1 | 21 | 22 | |

| | | | | | | | | | | |
|---|---|---|---|---|---|---|---|---|---|---|
| 61 | 30—100 | 45—115 | 175 | 120—175 | 175—260 | 135—145 | 37,0—38,0 | 54 | 25 | |
| 62 | 40—150 | 55—165 | 175 | 130—150 | 140—240 | 185—195 | 37,5—38,0 | 45 | 34 | |
| 63 | 40—130 | 55—135 | 175 | 90—140 | 90—150 | 155—165 | 36,0—36,8 | 41 | 27 | |
| 64 | 40—120 | 55—125 | 175 | 90—130 | 70—115 | 155—160 | 37,8—38,4 | 13 | 14 | |
| 70 | 40— 80 | 55—115 | 175 | 35— 55 | 120—140 | 120—140 | 32,0—33,0 | 8 | 5 | |
| 72 | 20—120 | 50—140 | 125 | 10— 15 | 60— 70 | 130—135 | 32,7—33,0 | 20 | 15 | |
| 72 | 32—110 | 70—140 | 200 | 30— 40 | 95—100 | 130—135 | 32,8—33,1 | 15 | 14 | |
| 72 | 50—110 | 95—145 | 250 | 35— 60 | 95—115 | 140 | 33,0—33,1 | 14 | 13 | |
| 72 | 30—120 | 50—140 | 125 | 20— 25 | 80— 90 | 140—145 | 32,8—33,2 | 15 | 14 | |
| 73 | 40—110 | 55—120 | 200 | 35— 60 | 105—140 | 140 | 33,2—33,5 | 21 | 14 | |
| 74 | 40—110 | 55— 95 | 125 | 10— 25 | 65— 75 | — | 32,5—33,3 | 21 | 12 | |
| 74 | 40—110 | 55—130 | 200 | 30— 50 | 95—105 | | 33,1—33,7 | 32 | 14 | |
| 74 | 40—110 | 55—120 | 250 | 45— 85 | 110—125 | 130—145 | 33,3—34,2 | 26 | 12 | |
| 76 | 20—110 | 45—155 | 200 | 45— 50 | 120—150 | 130—135 | 33,5—33,9 | 31 | 18 | |
| 76 | 30—110 | 40—130 | 75 | 20— 25 | 85—120 | 130—140 | 33,2—33,5 | 7 | 8 | |
| 76 | 45—100 | 90—150 | 300 | 70— 90 | 165—170 | 140 | 33,5—33,7 | 10 | 7 | |
| 77 | 15—110 | 20—140 | 200 | 10— 20 | 50— 80 | 110 | 33,1—33,7 | 37 | 20 | |
| 77 | 30—110 | 35—125 | 75 | 10— 50 | 60— 85 | 155—165 | 32,8—33,2 | 25 | 13 | Die Adrenalindosis — 9 $\gamma$/min — |
| 77 | 30—110 | 55—145 | 300 | 20— 30 | 90—105 | 165—170 | — | 25 | 15 | |
| 79 | 0—110 | 50—150 | 250 | 25— 30 | 100—115 | 105—110 | — | 35 | 20 | |
| 79 | 0—100 | 50—135 | 250 | 35— 50 | 100—160 | 105—110 | — | 22 | 12 | |
| 83 | 40—110 | 45—125 | 200 | 90—130 | 330—450 | 135—140 | 33,0—33,2 | 23 | 11 | |
| 83 | 60—120 | 70—125 | 100 | 50— 70 | 180—285 | 120—135 | 33,0—33,4 | 20 | 15 | |
| 86 | 30—130 | 35—135 | 100 | 5— 15 | 75—80 | 105—110 | 32,9—33,1 | 31 | 25 | |
| 86 | 0—100 | 20—135 | 300 | 115—210 | — | 110—120 | 33,2—33,4 | 18 | 12 | |
| 86 | 50—130 | 65— 80 | 60 | 20— 40 | — | 100—105 | 33,0—33,4 | 41 | 31 | |
| 86 | 40—130 | 75—155 | 300 | 160—210 | — | 115—120 | 33,0—33,2 | 25 | 18 | |
| 86 | 15—130 | 20—140 | 150 | 120—150 | — | 105—110 | 32,8—33,4 | 30 | 38 | |
| 87 | 0—150 | 10—155 | 200 | 30— 60 | 90—105 | 125—130 | 33,0—33,3 | 60 | 54 | |
| 87 | 30—130 | 35—130 | 100 | 15— 30 | 60— 75 | 120—125 | 32,8—33,3 | 41 | 30 | |
| 87 | 80—120 | 100—135 | 200 | 40— 65 | 105—125 | 130—135 | 33,2—33,5 | 8 | 5 | |
| 87 | 0—120 | 55—140 | 300 | 70—115 | 135—180 | 140—145 | 33,5—33,9 | 39 | 27 | |
| 88 | 30—140 | 40—140 | 100 | 50— 60 | 30— 55 | 95—100 | 32,5—33,1 | 27 | 12 | |

| Versuchsnummern | Grenzen des vorgegebenen arteriellen Mitteldruckes, mm Hg | Bereich der Veränderungen des arteriellen Mitteldruckes, mm Hg | Vorgegebener venöser Druck, mm Hg | Mitteldruck im rechten Vorhof, mm Wassersäule | Mitteldruck im linken Vorhof, mm Wassersäule | Kontraktionsfrequenz Schläge/min | Temperatur °C | Aufnahmedauer der Charakteristiken, min | Gesamte Punktzahl | Erläuterung |
|---|---|---|---|---|---|---|---|---|---|---|
| 88 | 20—150 | 35—155 | 200 | 75— 95 | 80—100 | 100—110 | 33,0—33,9 | 45 | 31 | |
| 88 | 15— 80 | 35—105 | 300 | 95—110 | 105—135 | 105—115 | 32,7—33,2 | 32 | 21 | |
| 88 | 10—130 | 30—135 | 400 | 105—135 | 140—205 | 110—115 | 33,3—33,6 | 35 | 23 | |
| 89 | 20—145 | 35—150 | 200 | 20— 30 | 90—105 | 105—115 | 32,8—33,3 | 19 | 25 | |
| 89 | 80—130 | 85—135 | 100 | 20— 25 | 65— 90 | 110—115 | 33,1—33,6 | 16 | 13 | |
| 92 | 40—150 | 50—155 | 200 | 100—150 | 205—320 | 115—120 | 33,7—33,8 | 35 | 25 | |
| 94 | 40—110 | 65—135 | 200 | 70— 85 | 100—110 | 100—105 | 33,2—33,6 | 63 | 31 | |
| 94 | 30—110 | 50—120 | 150 | 55— 75 | 100—130 | 105 | 32,9—33,6 | 62 | 36 | |
| 94 | 30—100 | 50—115 | 150 | 55— 70 | 105—115 | 100—110 | 33,3—33,5 | 46 | 30 | Die Adrenalindosis — 4,5 $\gamma$/min — |
| 95 | 30—120 | 55—130 | 200 | 40— 50 | 95—105 | 90—105 | 32,6—32,9 | 50 | 34 | |
| 95 | 30—120 | 55—130 | 200 | 55— 60 | 105—130 | 95—105 | 32,7—33,0 | 61 | 36 | |
| 95 | 30—120 | 55—130 | 200 | 80— 85 | 115—125 | 95—100 | 32,5—33,0 | 46 | 26 | |
| 96 | 20—120 | 45—125 | 200 | 30— 50 | 75—110 | 105—110 | 32,6—33,3 | 71 | 37 | |
| 96 | 30—120 | 50—130 | 200 | 30— 50 | 95 | 110 | 32,6—33,4 | 74 | 32 | |
| 96 | 30—120 | 50—120 | 200 | 40 | 110—115 | 115 | 32,7—33,1 | 104 | 40 | |
| 96 | 30—100 | 45—105 | 200 | 50— 75 | 115—130 | 115 | 32,8—33,2 | 47 | 32 | |
| 109 | Der arterielle Druck wurde mit einer Klemme reguliert. | 55—135 | 200 | 85—120 | 130—190 | 105—110 | 33,3—33,6 | 51 | 31 | |
| 110 | | 55—130 | 200 | 15— 20 | 75 | 120—125 | 34,1—34,2 | 32 | 20 | |
| 110 | | 50—130 | 100 | 5— 10 | 45— 65 | 120—125 | — | 29 | 19 | |
| 110 | | 50—130 | 300 | 35— 45 | 100—110 | 120—130 | 34,1—34,2 | 21 | 16 | |
| 110 | | 60—180 | 250 | 20— 80 | 75—140 | 140—145 | — | 40 | 33 | |
| 117 | 30—100 | 35—105 | 100 | 30— 55 | 55— 65 | 95—100 | 32,9—33,3 | 41 | 24 | Im Versuch wurde ein Hund mit einem Gewicht von 8 kg (Herzgewicht 80 g) genommen. |
| 117 | 20—100 | 25—105 | 100 | 75— 55 | 75—115 | 95—100 | 33,2—33,5 | 40 | 22 | |
| 119 | 20—120 | 45—140 | 200 | 45— 65 | 80— 85 | 125—140 | 37,0—37,4 | 51 | 30 | |
| 120 | Der arterielle Druck wurde mit einer Klemme reguliert. | 50—130 | 125 | 20— 35 | 80— 85 | 125—135 | 32,8—33,4 | 60 | 34 | |
| 120 | | 50—130 | 125 | 20— 40 | 80— 85 | 125—135 | 33,2—33,3 | 58 | 32 | |
| 121 | | 50—125 | 150 | 45— 75 | 105—120 | 130—140 | 33,3—33,5 | 39 | 26 | Die Adrenalindosis — 9 $\gamma$/min — |

# LITERATUR


[1] AGAPOV, B. T., GORŠČINSKAJA, N. A., MOCHORT, L. G.: — V kn.: Nekotorye problemy biokibernetiki, primenenie elektroniki v biologii i medicine", 2. „Naukova dumka", K. 1967.

[2] AMOSOV, N. M.: — Reguljacija žiznennych funkcij i kibernetika. „Naukova dumka", K., 1964.

[3] AMOSOV, N. M., LIŠČUK V. A.: — V kn.: Modelirovanie v biologii medicine. „Naukova dumka". K., 1965.

[4] AMOSOV, N. M. i dr.: — Tezisy dokladov na konferencii po primeneniju matematičeskich metodov v aviacionnoj i kosmičeskoj medicine. M., 1965.

[5] AMOSOV, N. M.: i Fiziologičeskij žurnal SSSR im. V. M. Sečenova, 1967, 3.

[6] ANDREEV, F. A.: — Diastola serdca, kratkij literaturno-kritičeskij očerk, M., 1915.

[7] ARINČIN, N. I.: — Zdravoochranenie Belorussii, 8, (1962) 57—59.

[8] ARINČIN, N. I.: — V kn.: Materialy I s-ezda Belorusskogo fiziologičeskogo obščestva. Izd-vo AN BSSR, Minsk, 1962, 20—22.

[9] ARINČIN, N. I. i dr.: — Materialy IV Vsesojuznoj konferencii patofiziologov. Tbilisi, **2**, (1964), 15—17.

[10] ARTOBOLEVSKIJ, S. I., BERNSTEIN, S. I.: — V kn.: Trudy I Meždunarodnogo kongressa po avtomatike. Izd-vo AN SSSR, M., 1961.

[11] BABSKIJ, E. B., KAMPMAN, V. L., ABRIKOSOVA, M. A.: — DAN SSSR, **130**, (1960), 2.

[12] BELLMAN, R.: — Processy regulirovanija s adaptaciej. „Nauka". M., 1964.

[13] BEREGOVSKIJ, B. A. i dr.: — Materialy I Vsesojuznogo simposiuma po mediko-techničeskim voprosam iskusstvennogo krovoobraščenija, M., 1966, 249.

[14] BEREGOVSKIJ, B. A., LISSOVA, O. I., PARAMONOVA, S. N.: — V kn.: Nekotorye problemy biokibernetiki i primenenie elektroniki v biologii i medicine. KDNTP, 1965.

[15] BEREGOVSKIJ, B. A., LISSOVA, O. I., PACKINA, S. A.: — V kn.: Nekotorye problemy biokibernetiki i primenenie elektroniki v biologii i medicine. KDNTP, 1965.

[16] BERNSTEIN, N. A.: — O postroenii dviženij. Medgiz. M., 1947.

[17] BING, R. Dž. i dr.: — Dostiženija kardiologii. Medgiz, M., 1959.

[18] BOGOMOLEC, A. A.: — Mediko-biologičeskij žurnal, **I**, (1929), 51—56.

[19] BULBUKA, I. i dr.: — Metody issledovanija gidroelektrolitičeskogo ravnovesija, Bucharest, 1962.

[20] VENTCEL', E. S.: — Teorija verojatnostej. „Nauka", M., 1964.

[21] GRODINZ, F.: — Teorija regulirovanija i biologičeskie sistemy. „Mir", M., 1966.

[22] DEMICHOV, V. P.: — Bjulleten' eksperimental'noj biologii i mediciny, **5**, (1950), 397.

[23] DOBROVOL'SKAJA, L. D., PALEC, B. L.: — V kn.: Nekotorye problemy biokibernetiki i primenenie elektroniki v biologii i medicine, **1**. „Naukova dumka", K., 1966.

[24] ZIVERT, A. K.: — Trudy v čest' desjatiletija professorskoj dejatel'nosti Lindemana, K., 1912, 283—308.
[25] IVACHNENKO, A. T., LAPA, V. G.: — Kibernetičeskie predskazyvajuščie ustrojstva. „Naukova dumka", K., 1965.
[26] IGNAT'EV, M. B.: — Golonomnye avtomaticeskie sistemy. Izd-vo AN SSSR, M., — L., 1963.
[27] KONRADI, G. P., GAL'PERIN, JU. M.: — Fiziologičeskij žurnal SSSR im. Sečenova, **47**, 1, (1961), 46—51.
[28] KOPYLOVA, G. N., KISELEVA, L. D., UDEL'NOV, M. G.: — Fiziologičeskij žurnal SSSR im. Sečenova, **52**, 1, (1966), 80—85.
[29] KULIKOV, M. A., POVŽITKOV, M. M.: — V kn.: Nekotorye problemy biokibernetiki i primenenie elektroniki v biologii i medicine. „Naukova dumka", K., 1968.
[30] LEMKUL', R. A.: — Trudy Semipalatinskogo gos. med. in-ta, **1**, (1957), 198—213.
[31] LIŠČUK, V. O.: — Avtomatika, **3**, (1967), 60.
[32] LIŠČUK, V. A., AMOSOV, N. M., LISSOVA, O. I.: — V kn.: Nekotorye problemy biokibernetiki i primenenie elektroniki v biologii i medicine. KDNTP, 1965, 3—19.
[33] LIŠČUK, V. A., BEREGOVSKIJ, B. A., GORBAČ, A. A.: — V kn.: Materialy konferencii po primeneniju matematičeskich metodov v aviacionnoj i kosmičeskoj medicine, M., 1965.
[34] LIŠČUK, V. O. ta in.: — Materiali VII z'izdu ukrainskogo fiziologičnogo tovaristvo (teži dopovidej). „Naukova dumka". K., 1964, 240—241.
[35] LIŠČUK, V. A., LISSOVA, O. I., PRONEVIČ, L. A.: — V kn.: Chirurgija serdca i sosudov, 2. „Zdorov'ja", K., 1967.
[36] LIŠČUK, V. A., LISSOVA, O. I., PRONEVIČ, L. A.: — V kn.: Nekotorye problemy biokibernetiki, primenenie elektroniki v biologii i medicine. „Naukova dumka", K., 1966.
[37] LIŠČUK, V. A. i dr.: — V kn.: Modelirovanie v biologii i medizine. „Naukova dumka", K., 1966.
[38] LIŠČUK, V. A.; PALEC, B. L.: — V kn.: Nekotorye problemy biokibernetiki i primenenie elektroniki v biologii i medicine. „Naukova dumka", K., 1966.
[39] MAKINTOŠ, P., MAŠIN U., ENŠTEIN Ch.: — Fisika dlja anesteziologov, Medgiz, M., 1962.
[40] MEERSON, F. Z., MARKOVSKAJA, G. I.: — Cor et vasa, **5**, 2, (1963), 81—89.
[41] MIŠČENKO, V. I. i dr.: — V kn.: Nekotorye problemy biokibernetiki i primenenie elektroniki v biologii i medicine. „Naukova dumka", K., 1966, 31—43.
[42] OJVIN, I. A.: — Patologičeskaja Fisiologia i eksperimental'naja terapija, **4**, (1960), 76—85.
[43] PACKINA, S. A., MORGUNOVSKAJA, V. I., LOBKOVA, M. D.: — V kn.: Nekotorye problemy biokibernetiki, primenenie elektroniki v biologii i medicine. „Naukova dumka", K. 1966.
[44] PACKINA, S. A., MIŠČENKO, V. I., LOBKOVA, M. D.: — Fiziologičnij žurnal, **14**, 1, (1968), 57—63.
[45] RABINER, A. P. i dr.: — V kn.: Chirurgija serdca i sosudov, 2, „Zdorov'ja", K., 1967.
[46] RAJSKINA, M. E.: — Biochemija nervnoj reguljacii serdca. Medgiz, M., 1962.
[47] RYŽOVA, K. M., UDEL'NOV, M. G.: — V kn.: Arterial'naja gipertonija, „Medicina", M., 1964, 52—60.
[48] SAVICKIJ, N. N.: — Biofizičeskie osnovy krovoobraščenija i kliničeskie metody isučenija gemodinamiki. Medgiz, L., 1963.
[49] Samoreguljacia serdea. Tezisy dokladov simposiuma, Moskva, 1967.

[50] Sigal, A. M.: — Kliničeskaja medicina, **13**, 6, (1935), 825.
[51] Smirnov, N. V., Dunin-Barkovskij, I. V.: — Kurs teorii verojatnostej i matematičeskoj statistiki. „Nauka", M., 1965.
[52] Starkov, P. M.: — Eksperimental'naja chirurgija, **4**, (1956), 9—15.
[53] Starling E.: — Osnovy fisiologii čeloveka, 2, Gosmedizdat, M., 1933.
[54] Tumanovskii M. N.; Savonov Ju. D.: — Funktional'naja diagnostika zabolevanii serdca, „Medicina", M., 1964.
[55] Udel'nov I. G., Samonina G. E.: — Uspechi souvremennoj biologii, 61, 2, (1966), 230—246.
[56] Uiggers, K.: — Dinamika krovoobraščenija. IL, M., 1957.
[57] Chajutin, V. M.: — V kn.: Bionika. „Nauka", M., 1965.
[58] Chajutin, V. M.: — Vestnik AMN SSSR, **2**, (1964), 38.
[59] Chajutin V. M.: — Sosudodvigatel'nie refleksy, „Nauka", M., 1964.
[60] Šidlovskij, V. A.: — Autoref. dokt. diss., M., 1966.
[61] Šidlovskij, V. A.: — Materialy konferencii TMOLMI po probleme „Serdečno-sosudistye zabolevanija i ich predupreždemie". M., 1962, 24—25.
[62] Abel, T. L.: — Proc. Soc. Exp. Biol. a Med., **120**, **1**, (1965), 52—56.
[63] Alexander Robert S.: — Federat. Proc. **21**, 6, (1962), 1001—1005.
[64] Anrep, G. V.: — J. Physiol., **45**, (1912), 307.
[65] Areskog, N. H.: — Acta societatis medicorum upsaliensis, **67**, 3—4, (1962), 135—142.
[66] Areskog, N. H.: — Ibid, **67**, 3, 143—152.
[67] Attinger, F. M., Fisher, G. M., Fronek A., Jones, A. W., Karremann, G., Llaurado, J. G., Zabara, Y.: — Proc. 18th Ann. Conf. Engng. Med. and Biol. Philadelphia, Pa. **7**, (1965), 110.
[68] Aygen, M. M., Braunwald, E.: — Circulation, **26**, 4, 1, (1962), 516—524.
[69] Badeer, H.: — Circul. Res., **4**, **5**, (1956), 523.
[70] Badeer, H., Khachadurian, A.: — Amer. J. Physiol., **192**, 2, (1958), 331—334.
[71] Bassi, Gl.: — Sem. Hopit. Pathol. et biol., **10**, 7—8, (1962), 695—703.
[72] Bauereisen, E.: — Klin. Wochenschr., **35**, 8, (1957), 369—373.
[73] Bauereisen, E., Böhme, H., Krug H., Peiper, U., Schlicher, L.: — Z. Kreislaufforsch. **48**, 7—8, (1959), 372—380.
[74] Bauereisen, E., Hauck, G., Jacob R., Peiper, U.: — Pflüg. Arch. ges. Physiol., **281**, 3, (1964), 216—230.
[75] Bauereisen, E., Peiper, U., Weigand, K. H.: — Z. Kreislaufforsch. **49**, 5—6, (1960), 195—200.
[76] Bendixen, H. H., Osgood, P. F., Hall, K. V., Zaver, M. B.: — J. Pharmacol. and exptl. therap., **145**, 3, (1964), 299—306.
[77] Berglund, E.: — Amer. J. Physiol., **178**, 3, (1954), 381—386.
[78] Berglund, E.: — Acta physiol. scand, **33**, Suppl. 119, (1955), 1—36.
[79] Bishop, V. S., Stone, U. L., Guyton, A. C.: — Amer. J. Physiol., **207**, 3, (1964), 677.
[80] Blinks, J. R.: — Amer. J. Physiol., **186**, 2, (1956), 299—303.
[81] Blumberger, K.: — Ärztl. Forsch., **12**, 8—9, (1958), 447—460.
[82] Blumberger, K.: — 3-e Congres mondial cardiol. (Bruxelles, 14—21 sert. 1958), Bruges, st Catherine Press, Ltd. 1958, 63—72, 83—84.
[83] Braunwald, E., Ross, J.: — Circul. Res., **15**, 5, Suppl., 169—178, (1964), Discuss. 179—181.
[84] Braunwald, E., Frahm, C. J.: — Circulation, **24**, 3, (1961), 633—642.

[85] Braunwald, E., Frahm, C. J., Ross, J.: — J. Clin. Invest., **40**, 10, (1961), 1882—1890.
[86] Braunwald, E., Frye, R. L., Aygen, M. M., Gilbert, G. W.: — J. Clin. Invest., **39**, 12, (1960), 1874—1884.
[87] Braunwald, E., Frye, R. L., Ross, J.: — Circul. Res., **8**, 6, (1960), 1254—1263.
[88] Brecher, G. A.: — Circul. Res., **6**, (1958), 554—556.
[89] Brecher, G. A.: — Circul. Res., **4**, (1956), 513.
[90] Brecher, G. A.: — Circul. Res., **5**, (1957), 157.
[91] Brecher, G. A., Kissen, A. T.: — Circul. Res., **6**, 1, (1958), 100—106.
[92] Brecher, G. A.: — Handbook of Physiology, sect. 2, Washington, D. C., **2**, (1963), 759—798.
[93] Case, R. B., Berglund, E., Sarnoff, S. J.: — Circul. Res., **2**, (1954), 319.
[94] Chapman, C. B., Baker, O. B., Mitchell, J. H.: — J. Clin. Invest., **38**, 7, (1959), 1202—1213.
[95] Chapman, C. B., Fisher, J. N., Sproule, B. J.: — J. Clin. Invest., **39**, 8, (1960), 1208—1214.
[96] Chapman, C. B.: — J. A. M. A., **183**, 5, (1963), 352—357.
[97] Clynes, M.: — Circulat. Res., **11**, **3**, 2, (1962), 515—528.
[98] Cooper, Th.: — Federat. Proc., **24**, 6, pt. 1, (1965), 1428—1431.
[99] Cotten, M. V., Maling, H. M.: — Amer. J. Physiol., 189 (3), (1957), 580—586.
[100] Defares, J. J., Osborn, J. J., Hara, H. H.: — Acta Physiol. et Pharmacol. Neerl., **12**, (1963), 189—265.
[101] Defares, J. J., Hara, H. H., Osborn, J. J., McLeod, J.: — Circulatory Analog. Computers. — Ed. A. Noordergraaf, North-Holland Publishing Co., Amsterdam, 1963, 91.
[102] Donald, D. E., Milburn, S. E., Shepherd, J. T.: — J. Appl. Physiol., **19**, 5, (1964), 849—852.
[103] Donald, D. E., Shepherd, J. T.: — Amer. J. Physiol., **207**, 6, (1964), 1325—1329.
[104] Donald, D. E., Shepherd, J. T.: — Amer. J. Physiol., **205**, 2, (1963), 393—400.
[105] Dozio, J., Bevacqua, R. B.: — Boll. Soc. ital. biol. sperim, **33**, 4, (1957), 350.
[106] Ducret, S., Rogo, S.: — Pflüg. Arch. ges. Physiol., **227**, (1931), 81—85.
[107] Evans, R. L.: — J. Theoret. Biol., **3**, 3, (1962), 392—411.
[108] Fergusson, T. B., Shadle, O. W., Gregg, D. E.: — Circul. Res., **1**, (1953), 62.
[109] Fowler, N. O., Couves, C., Bewick, G.: — J. Thoracic Surg., **35**, (1958), 532.
[110] Fowler, N. O., Bloom, W. L., Ferris, E. B.: — Circul. Res., **5**, (1957), 485.
[111] Frank, O.: — Ztschr. f. Biol., **32**, (1895), 370.
[112] Franklin, D. L., Van Citters, R. L., Rushmer, R. F.: — Circul. Res., **10**, 1, (1962), 17—26.
[113] Fry, D. L., Griggs, D. M., Greenfield, J. G.: — Circul. Res., **14**, 1, (1964), 73—85.
[114] Frye, R. L., Braunwald, E., Cohen, E. R.: — J. Clin. Invest., **39**, 7, (1960), 1043—1050.
[115] Gebhardt, W., Reindell, H.: — Deutsch. Med. Wschr., **89**, 15, (1964), 736—742.
[116] Gibbs, C. L., Johnson, E. A., Till, J.: — Biophys. J., **4**, 4, (1964), 329—333.
[117] Gleasson, L., Braunwald, E.: — Circulation, **25**, 5, (1962), 841.
[118] Glick, G., Plauth, W. H., Braunwald, E.: — Amer. J. Physiol. **207**, 4, (1964), 753—758.
[119] Goodier, A. V. N., Goodkind, M. J., Landry, A. B.: — Circul. Res., **10**, 6, (1962), 885—896.
[120] Green, H. D.: — In Medical Physics, Ed. O. Glasser, Year Book Publ., Chicago, 1950.

[121] GREGG, D. E., SABISTON, D. C., THEILEN, E. O.: — Physiol. Rev., **35** (1), (1955), 130—136.
[122] GRIGGS, D. M., HOLT, P. R., CASE, R. B.: — Amer. J. Physiol., **198**, 2, (1960), 336—340.
[123] GRODINS, F. S., STUART, W. H., VEENSTRA, R. L.: — Amer. J. Physiol., **198**, 3, (1960), 552—560.
[124] GUYTON, A. C.: — Physiol. Rev., **35** (1), (1955), 123—129.
[125] GUYTON, A. C.: — Circulatory physiology: cardiac output and its regulation. W. B., Saunders, Philadelphia a. London, 1963.
[126] HAMILTON, W. F.: — Circulation, **8**, (1953), 527.
[127] HAMILTON, W. F.: — Physiol. Rev., **35**, 1, (1955), 161—168.
[128] HEFNER, L. L., SHEFFIELD, L. T., COBBS, G. C., KLIP, W.: — Circul. Res., **11**, 4, (1962), 654—663.
[129] HOLT, J. P.: — Circulat. Res., **5**, 3, (1957), 273—280.
[130] IMPERIAL, B. S., LEVY, M. N., ZIESKE, H.: — Circul. Res., **9**, 6, (1961), 1148—1155.
[131] JAMES, T. N., NADEAU, R. A.: — Amer. J. Physiol., **204**, (1), (1963), 9—15.
[132] JOHNSON, V., KATZ, L. N.: — Amer. J. Physiol., **118**, (1937), 26.
[133] KAHN, A. J.: — Amer. J. Physiol., **202**, 6, (1962), 1159.
[134] KATZ, L. N.: — Physiol. Rev., **35**, 1, (1955), 91—106.
[135] KATZ, L. N.: — Amer. J. Physiol., **80**, (1927), 470.
[136] KATZ, L. N.: — Amer. J. Physiol., **87**, (1928), 348.
[137] KATZ, L. N.: — Circulation, **21**, (1960), 483.
[138] KATZ, L. N., WISE, W., JOCHIM, K.: — Amer. J. Physiol., **143**, (1945), 495.
[139] KATZ, L. N., WISE, W., JOCHIM, K.: — Amer. J. Physiol., **143**, (1945), 463.
[140] KATZ, L. N.: — Circulation, **28**, 1, (1963), 117—135.
[141] KNOWLTON, F. P., STARLING, E. H.: — J. Physiol., **44**, (1912), 206—219.
[142] KRANER, J. C.: — Circul. Res., **7**, 1, (1959), 101—106.
[143] KRUG, H., SCHLICHER, L.: — Die Dynamik des venösen Rückstromes. VEB Georg Thieme, Leipzig, 1960.
[144] KRUTA, V.: — J. Physiol., (France), **47**, 4, (1955), 667—670.
[145] LABORIT, H., WEBER, B.: — Cybernetica, **3**, 3, (1960), 216—233.
[146] LAFONTANT, R. R., TEINBERG, N., KATZ, L. N.: — Circul. Res., **11**, (1962), 699.
[147] LEVY, M. N., IMPERIAL, F. S., ZIESKE, N. J.: — Circul. Res., **12**, 1, (1963), 107—117.
[148] LUTEMBACHER, R.: — Arch. malad. coeur et voisseaux, **52**, 3, (1959), 278—288.
[149] LÜTHY, E., RUTISHAUSER, W., SCHEU, H., KAUFMANN, G.: — Cardiologia, **42**, 2, (1963), 113—120.
[150] MARCLETTI, G., FUMAGALLI, B.: — Boll. Soc. ital. biol. sperim., **31**, 9—10, (1955), 1245—1247.
[151] MATTOS, A. D., LEVY, M. N., ZIESKE, N.: — Circul. Res., **13**, 1, (1963), 33—38.
[152] MEESMANN, W.: — Z. Kreislaufforsch., **47**, 11—12, (1958), 534—551.
[153] MITCHELL, J. H., GILMORE, J. P., SARNOFF, S. J.: — Amer. J. Cardiol., **9**, 2, (1962), 237—247.
[154] MITCHELL, J. N., WALLACE, A. G., SHELDON, N., SKINNER, N. Sh.: — Amer. J. Physiol., **205**, 1, (1963), 41—48.
[155] NAHAS, G. G., CAVERT, H. M.: — Amer. J. Physiol., **190**, 3, (1957), 483.
[156] OGDEN, E.: — aus: XXII International Congress of physiological sciences. Abstracts of papers, Tokyo, sept. 1965, 133.
[157] PATTERSON, S. W., STARLING, E. H.: — J. Physiol., **48**, (1914), 357—379.

[158] PATTERSON, S. W., PIPER, H., STARLING, E. H.: — J. Physiol., **48**, (1914), 465—506.
[159] PICKERING, G.: — Circulation, **21**, 3, (1960), 323—331.
[160] PIEPER, H. P.: — Circul. Res., **10**, 3, 1, (1962), 285—294.
[161] PIEPER, H. P., OGDEN, E.: — Amer. J. Physiol., **206**, 1, (1964), 43—48.
[162] PRICE, H. L., HELRICH, M.: — J. Pharm. and Exper. Therap., **115**, 2, (1955), 199 — 205.
[163] PRICE, H. L., HELRICH, M.: — J. Pharm. and Exper. Therap., **115**, 2, (1955), 206.
[164] RASHEVSKY, N.: — Bull. Math. Biophys., **25**, 1, (1963), 59—74.
[165] REISSMAN, K. R., KAPOOR, S.: — Amer. J. Physiol., **184**, (1956), 162—171.
[166] Revised notions about the heart's action. New Scientist, **22**, (1964), 234.
[167] RICHARDS, D. W.: — Physiol. Rev., **35**, 1, (1955), 156—160.
[168] ROSENBLUETH, A., ALANIS, J., LOPEZ, E., RUBIO, R.: — Arch. internat. Physiol. Biochem., **67** (**3**), (1959), 358.
[169] ROSENTHAL, T. B.: — Biol. Chem., **173**, 1, (1948), 25—30.
[170] ROSS, J., BRAUNWALD, E.: — Circulation, **30**, 5, (1964), 719—727.
[171] ROSTON, S.: — Ann. N. Y. Acad. Sci., **96**, 4, (1962), 962—974.
[172] RUSHMER, R. F.: — Physiol. Rev., **35**, 1, (1955), 138—142.
[173] RUSHMER, R. F., SMITH, A.: — Physiol. Rev. **39**, (1959), 41—69.
[174] RUSHMER, R. F.: — Cardiovascular dynamics. Philadelphia, 1961.
[175] RUSHMER, R. F.: — Circul. Res., **11**, 3, (1962), 529—593.
[176] RUSHMER, R. F., VAN CITTERS, R. L.: — Circulation, **27**, 1, (1963), 118—141.
[177] SARNOFF, S. J., MITCHELL, J. H.: — The control of the function of the heart. Handbook of Physiology, sect. 2, Washington, D. C., **1**, (1962), 489.
[178] SARNOFF, S. J.: — Physiol. Rev., **35**, 1, (1955), 107—120.
[179] SARNOFF, S. J., MITCHELL, J. H.: — Amer. J. Med., **30**, 5, (1961), 747—771.
[180] SARNOFF, S. J., MITCHELL, J. H., GILMORE, J. P., REMENSNYDER, F. R.: — Circul. Res., 8, (1960), 1077.
[181] SARNOFF, S. J., BERGLUND, E.: — Circulation, **9**, 5, (1954), 706—718.
[182] SHEEHAN, W. L., KINZIE, W. B., WESTBROOK, K. L., SPENCER, W. A., HOFF, H. E.: — J. Appl. Physiol., **16**, 1, (1961), 186—190.
[183] SCHEU, H., HAMILTON, W. F.: — Amer. J. Physiol., **197**, 6, (1959), 1152—1156.
[184] SCHEU, H., LÜTHY, E., HEGGLIN, R.: — Bull. Schweiz. Akad. Med. Wiss., **19**, 4—6, (1963), 356—363.
[185] SCHMITT, O. H.: — Circul. Res., **11**, 3, 2, (1962), 505—514.
[186] SHING, S. J., SINGH, I.: — Current Sci., **24**, 7, (1955), 232—233.
[187] SONNENBLICK, E. H.: — Amer. J. Physiol., **202**, (1962), 931.
[188] SONNENBLICK, E. H.: — Feder. Proc., **21**, 6, (1962), 975.
[189] SONNENBLICK, E. H., DOWNING, S. E.: — Amer. J. Physiol., **204**, 4, (1963), 604—610.
[190] SONNENBLICK, E., SPIRO, D., SPOTNITZ, H. M.: — Amer. Heart J., **68**, 3, (1964), 336—346.
[191] STARLING, E. H.: — Linacre lecture on law of the heart. London, 1918.
[192] STARLING, E. H., VISSCHER, M. B.: — J. Physiol., **62**, (1926), 243.
[193] VADOT, L.: — J. Physiol. (France), **56**, 3, (1964), 472.
[194] VOEGTLIN, R., COSSON, G.: — Strasbourg. Méd., **11**, (1960), 436—43.
[195] VOEGTLIN, R., COSSON, G.: — Strasbourg. Méd., **11**, 10, (1960), 691—697.
[196] VOSSIUS, G.: — XXIII International Congress of physiological sciences, Abstracts of papers, Tokyo, sept. 1965.

[197] Wallace, A. F., Skinner, N. Sh., Mitchell, J. H.: — Amer. J. Physiol., **205**, 1, (1963), 30—36.
[198] Warbasse, J. R., Braunwald, E., Aygen, M. M.: — Amer. J. Physiol., **204**, 3, (1963), 439—445.
[199] Warner, H. R.: — Feder. Proc., **21**, 1, (1962), 87—91.
[200] Wezler, K.: — Z. Kreislaufforsch., **51**, 13—14, (1962), 651—666.
[201] Wezler, K.: — Ärztliche Forschung, **10**, 18, (1964), 57—77.
[202] Wiggers, C. J.: — Physiology in health and disease. Philadelphia, 1923.
[203] Wiggers, C. J.: — Bull. History Med., **34**, 1, (1960), 1—15.
[204] Wiggers, C. J., Katz, I. N.: — Amer. J. Physiol., **58**, (1922), 439.

FSC
www.fsc.org
MIX
Papier | Fördert
gute Waldnutzung
FSC® C083411

Kolibri 360 GmbH
Ferdinand-Jühlke-Straße 7
99095 Erfurt, Deutschland
produktsicherheit@kolibri360.de